子どものうつ病

理解と回復のために

猪子香代

慶應義塾大学出版会

はじめに

子どもが10歳を過ぎると、母親との関係が変わっていきます。

それまでは、いつも一緒にいたがったのが、友だちに出会ってしまうと恥ずかしいから外では一緒にいないように、子どもはします。男の子も女の子もそうで、自分が母親に甘えている姿を友だちに見られたくないのでしょう。母親としては寂しい気持ちがします。ついこの間までは、母親と一緒でないと悲しそうな顔をしたのに。

10歳を過ぎた頃になると、子どものほうから母親との関係を変えようとしてきます。そんな頃は、友だちのほうに目が向いているので、友だちが受け入れてくれると嬉しい気持ちになるようです。それまでは、母親に認められると喜んでいたのに、と思います。

10歳を過ぎた頃から、「うつ病」は増えてくると思います。こういう難しい年代になって、子どもが「うつ病」になったとしたら、途方にくれてしまうことでしょう。

また、子どものうつ病は、大人と同じ診断基準で診断するとしても、「うつ病」の印象がかなり大人と違います。ときどき話題になる「非定型うつ病」は、楽しいことがあると気分が明るくなるということから、うつ病と理解するのが難しいようです。朝も体が重く感じて起きることができない。学校などで友人から拒絶されることに敏感です。楽しいことがあるとやれるのに、どうして学校には行けないのかしら？　と思います。このような非定型うつ病も若い人に多いのです。

「うつ病」でなくても思春期の子どもを理解すること、成長に合わせて子どもとの関係を変えていくのは難しいのに、ましてやこの時期の「うつ病」を理解することはとても難しい……。

「うつ病」は稀な病気ではないので、思春期の子どもをもつ家族は、子どもの気分の変化に気をつけている必要があります。でも、いろいろな意味でそれも難しい……。

そういうことを考えて、この本を書きました。

子育てに奮闘中のお母様、お父様に読んでいただくのも嬉しいです。でも、また、若い方にも読んでいただけると幸いです。自分の憂うつな気分への対処法として読んでいただいてもいいです。

これから子どもを育てるだろうときに、子どもを楽観的で自分に自信を持てる子に育てたいと思いませんか。子どもはいろいろな気質をもって生まれてきます。そういう子どもの特徴に柔軟に対応していき、子どもの気持ちを受容することができると、子どもが笑顔を向けてきて、子育てはとても楽しくなります。

また、思春期の子どもさんご本人に読んでもらえたらとも思います。自分の気分を考えるヒントにしてください。

わたくしは、児童精神科の臨床を長くしていますが、子どもたちの怒りや不安などの感情に共感すると、子どもたちはまっすぐにわたしを見つめてきます。子どもたち自身もこういう感情をもつことを抑えようとしているようです。自分の感情を知ることは、その感情のままに行動するということではありません。そのような感情が起こってくるのをどのように考えようかとする一歩なのです。

皆さんと思春期の子どもや子どものうつ病を理解し、回復の過程を共有したい、という思いから本書を書きました。皆さんなりに役立てていただけたらと願っております。

２０１２年８月

猪子香代

子どものうつ病——理解と回復のために

目次

はじめに

第1章　「うつ病」の理解：「うつ気分」と「うつ病」

第2章　「うつ病」にともなう様々な状態
——発達障害との関連も含めて

第3章　「うつ気分」を引き起こす出来事にどう対応するか

第4章　うつ病の治療について知ってほしいこと

第１章

「うつ病」の理解：「うつ気分」と「うつ病」

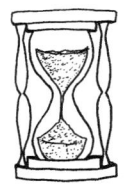

「うつ病」は稀なものではありません

うつ病は古くから、子どもから老人までの広い範囲にわたってみられるものでした。ところが最近、子どものうつ病について取り上げられることが多くなりました。それは、子どものうつ病に治療の可能性があると考えられるようになったからだと私は思います。

10代のうつ病有病率は増えています

うつ病の大人の人に初めてこのような状態になったのはいつかたずねると、10代という回答が多いことや、10代のうつ病の有病率が成人と変わりがないことから、うつ病が最初に発病したのは10代が中心であると考えられています。

ところで、最近その10代で、うつ病がみられることが多くなりました。子どものうつ病の有病率は10代で3～8％とされ、児童期から青年期の間にうつ病を体験する人は20％といわれています[1)～4)]。10代の子どものうつ病の有病率は、以前より明らかに増加しています。どうしてなのでしょうか。その増加の原因のひとつとしては、以前はうつ病と診断されていなかったものがうつ病と診断されるようになったということがあります。例えば、これまでは思春期に特有な〝憂うつなもの〟と見逃されていたものが、今はうつ病と診断されるようになったことなどです。

さらに、うつ病が初めて起こる年齢が低年齢化したともいわれています。子どものうつ病自体が、以前と比較して増加しているという可能性もあるでしょう。うつ病は、診断や治療について、主に精神医学の分野で解決の手立てが研究され、実践されています。思春期に特有の状況もありますが、うつ病と診断することで積極的な治療が可能となってくるのです。

うつ気分が継続する子

また、うつ病と今は診断できなくても、〝うつ気分〟でいる子どもたちがもっといるだろうということが想像できます。思春期は多くの人にとって不安定で憂うつな時期です。思春期の子どもたちの中には、うつ気分が継続する子どもがいます。こういう子どもたちは、将来うつ病に罹患するリスクが大きいと考えられています。うつ病への精神療法的対応は、うつ病と診断できなくとも、うつ気分から長く抜け出せない子どもたちにも有効と考えられます。多くのうつ病の子どもたちも、「思春期に起こりがちな出来事への悩み」という認識で、うつ病の症状を訴えます。

子どものうつ病がわかりにくい理由のひとつとして、憂うつな気分の子どもの中に、衝動的な行動や反抗的な言動をする子どもがいる、ということがあります。「勉強しろ」とうるさく言う家族に、〝もうどうしようもない〟と感じて大声で反抗してしまう子どもの行動をみていると、「うつ病」がイメージしにくいのだろうと思います。また、友人とのいきちがいから孤立してしまって、〝誰も自分をわかってくれない〟とひきこもりがちになる子どもに対しては、〝思春期特有の悩みを抱えている〟としか考えなかったのでしょう。暴言暴力に訴える子どもと、孤独になり孤立していく子どもを、同じ「うつ病」とくるのはどうかと思われるでしょうが、〝どうしようもない〟という絶望感と何をしても楽しくないという気分は、広い意味で非常に似ているのです。

つまり、行動に問題がみられる子どもたちにも、周囲の人と話もしないで自分の部屋に閉じこもって何もできないでいる子どもたちにも、共通の気分があるのです。すなわち、そんな子どもの内面をみていくと、「うつ気分」や「うつ病」がみられるのです。外的な行動の問題のある子どもにも、内的に苦しんでいることが見てとれる子どもにも、そして勉強をきちんとして友人に気遣いのできる子どもにも、実は不安な気持ちやうつ気分があるのです。それをこの本でみていきたいと思います。子どもの感情が安定したものになるように積極的に援助していきましょう。

うつ病の子どもの多くは、適切に理解されていません

うつ病の子どもの特徴のひとつは、うつ気分の表現の仕方が大人とは違うということです。大人は、うつ気分を悲しみと表現するかもしれません。しかし、子どもが、悲しいと表現することはまれです。悲しいと言うことも時にはありますが、何度も繰り返してそのように言うことは少ないように思います。もちろん、悲しみという感情はあるのですが、「悲しいと感じているのね」と言うと、「大人は、こういうときに、悲しいと表現するの？」という反応が返ってくることがあります。つまり、悲しいという感情をしっくりと自分なりにとらえることに慣れてないように思います。

男の子は、「くやしい」と言うことがあります。本当は、自分をわかってもらえなくて悲しいのだと思います。しかし、男の子は、涙を隠そうとするので、怒っているようにしかみえないのでしょう。

涙を流す女の子も、友人との関係の中で起こった出来事を淡々と話しますが、悲しい感情や寂しい感情を、そのまま「悲しい」「寂しい」と言わないことも多いようです。そういう子どもの中には、離人感（自分の心が身体から離れたように感じること）をともなってイキイキとした感情を感じられないと言う子どももいます。

そして、子どものうつ気分には、いらいらした気分がみられることが特徴的です。「み

んなが自分の怒るようなことばかりする」と訴えられると、家族はたしなめてしまうというのも無理はないと思います。うつ気分が周囲の人にはわかりにくいということが、子どものうつ病にはあるのです。

また、一般的に子どもというのは、いろいろなことに興味をもって、生活を楽しむという特徴があるものですが、「何も楽しくない」と言う子どももいます。これは、大人のうつ病でもみられる傾向ですが、「何も感じない」ことの苦しさは、子どもたちには、より大きく感じられるように思います。「何もできない」ということも、子ども自身は自覚しており、実際に生活の様子をたずねてみると勉強にも手がつかず、家族とも話せていないのですが、その本人の苦しさが周囲に伝わりにくいようです。子どもはもともと元気なので、はっきりと学校に行けないような状況にならないと周囲は見逃してしまうのです。反対に、成績が良いときは元気だったから、成績さえ良くなれば元気に戻るだろうと、勉強するようにうるさく言われて気分の落ち込みがひどくなることもあります。

さらに、不登校やひきこもりと思われている子どもの中に、うつ病の子どもがいるのではないかということは、よく言われています。しかし、学校に行っている子どもたちにも問題は起こっています。例えば、学校には行っているけれど、友人と話そうとしない。家に帰ってもすぐに自分の部屋に入ってしまい、家族と一緒に過ごそうとしない、といったことが続くならば、子どもがどんな気分でいるのかを考えてみる必要があります。

子どもが、「疲れた」と言うことがあると思いますが、疲労感がずっと続くときも注意したいものです。また、最初の訴えが、頭痛や腹痛であることもあります。怒りっぽさも注意したい症状です。思春期の子どもの多くに反抗的な言動がみられますが、いらいらした気分がずっと続いてしまうならば、うつ病の可能性があります。

早期に適切に理解され、治療されることが必要です

一般の方にとっては、うつ病というと予後のよくないもの、治らないものと考えられがちですが、治療の可能性の高いものです。最近はうつ病はどんなもので、どんな対応が適切なのかということについて多くのことがわかってきています。

うつ病は本人にとっても周囲の人にとってもつらい体験です。本人の状態を把握し早期に対応することで、子どもたちは自分の発達年齢に合った勉強やクラブ活動、友人との交流をすることができるようになります。

また、うつ病は家族との関係を難しくしてしまい、自分自身も充実した楽しい時間を過ごすことができなくなってしまいます。しかし、適切な治療につなげることで、思春期の子どもたちが、自分の将来を考えたり、家族と一緒の時間を共有することに楽しみを感じ

るようになることができるのです。そして、自分ひとりの時間を有意義に使い、自分の満足できることをやっていけるようになるのです。

ところが、適切な治療につながらなければ、学校に行けない、勉強ができないということだけでなく、友人との関係や家族との関係がうまくいかなくなり、ひとりで過ごす時間も有意義な充実したものではなくなってしまうのです。

10代というのは大切な時期です。こういうときに、うつ病や長引くうつ気分から自分で抜け出すのを待つのが、これまでの思春期の子どもへの対応として正統なものと言われてきました。思春期という時期は、自分は何かと考え、友人と交流し、社会との関係を築いていく重要な時期です。しかし、うつ病でいる子どもたちは、苦しい時期を過ごし、思春期に体験する心理的・社会的な成長につながる出来事を自分に生き生きと取り入れていくことが難しくなってしまいます。子どもたちには大切な時期を有意義に過ごしてほしいと思うのです。

思春期の子どもの「うつ気分」

「うつ病」と区別する必要はありますが、思春期の「うつ気分」は多くの子どもたちがもつものです。

ここで、「うつ気分」と「うつ病」との違いを考えてみましょう。うつ気分があるからといって、うつ病というわけではありません。憂うつな気分は、誰にでもあります。憂うつな気分があるときも、友人から気遣われたり、ちょっとよいことがあったりすると、爽やかな気分に変わることが多いでしょう。

しかし、よいことがあってもよいと思えない、友人が気にかけてくれても心は晴れない、というときがあるかもしれません。そんなときは、うつ気分であることに注意を払って生活したほうがいいでしょう。そして、「今、自分は悪いことばかり考えてしまっている」ということを自覚することが大切です。焦らずに、気分が落ち着くことをしてみましょう。今、自分がどうしてもやらなければならないと思っていることについて考え直してみると、そんなに頑張らなくてもいいことがわかってきます。そして案外周囲が助けてくれたりするものです。だから、うつ気分のときには、本当にどうしてもしなければいけないことだけをして、ゆっくりと過ごすことを心がけることが重要です。

つまり、うつ病でないからといって、うつ気分への対応が不要なわけではないのです。さらに一歩進んだ「うつ状態」は、うつ気分が持続し、不眠・食欲低下・集中力の低下などの症状が伴う状態です。その「うつ状態」は、いろいろな原因で起こります。身体疾患、薬物との関連、その他の精神科領域の疾患でもうつ状態は起こります。「うつ状態」で、友人や家族から孤立したり、話す人も少なくなり、また勉強や普段の生活に支障がでてきたときは、今度はうつ病を考えます。すなわち、うつ病は、身体疾患などの原因のみられない、うつ状態のことをいうのです。

子どもの自己決定をサポートしよう

ところで、うつ気分は誰でももつことがあるものですが、どうして思春期は、憂うつであることが多いのでしょうか。

思春期は、身体的には大人であっても、社会的には成人でないという時期です。昔と違って誰もが大学へ行くようになった近年は、子どもたちが学校に通う期間は、だんだん長くなっています。大学に行くことを考えに入れると、10代は、まだまだ子どもです。大学院や大学卒業後の勉強する期間の可能性も考えると、大人になることはさらに遠くに感じられます。そこで、彼らの自立心を尊重していくことが重要なことですが、自己決定するときの不安や迷いをサポートしていく必要もあります。「子どもの言うとおりにさせてきたんです」ということも大切ですが、それ以上に、彼らが自己決定をしていくことを支えていく必要があるというわけです。

思春期の友人の支えと、家族の役割

子どもたちは、家族だけでなく、友人や教師からの影響を強く受けます。特に、友人関係の中で、彼らは支え合うような関係になります。友人から共感を得られることは非常に力強いことで、それは家族からの共感では取って代えることのできないものになってきます。

どうしてでしょうか。それは、彼らが自分で友人を選び、その友人の支えになるということが生活の中で満足になり、その逆に友人からの心理的援助が彼らに充足感をもたらすからでしょう。

家族の役割が、小さくなるのではありません。家族との間に強い安定した関係があるからこそ、彼らは友人との間に信頼関係をもつことができるのです。すなわち、家族は、子どもとの間の関係だけに気を配るのでなく、子どもが家族以外の人と十分な関係を築けることを援助する必要があるのです。

友人との関係が変わっていくのは、彼らの認知的な発達があるからでしょう。子ども時代は、自分を中心にものごとを考えます。それが自然なことです。しかし、10代になると、周囲の人間関係の中での自分というように相対化して自分を捉えます。他の人から見た自分を考えることができるようになるわけです。それは、一方では、豊かな人間関係、相手への思いやりの深さにつながります。こうして相手の価値を十分に理解することができるようになります。

しかし、自分が中心であった世界から、自分を客観視できる世界へと移ったことは、自分への自信が揺らぎ、不安定な気分になることでもあります。友人からの一言は、自分への評価に強く影響してしまいます。「自分はだめなんだ」「自分は誰からも好かれない」「自分はいなくてもいいんだ」といった絶望的な気分にもなります。そして、自分が無力であることも知ります。「自分は何もできない」「自分は努力しても甲斐がない」と思えてしまいます。

学校と家庭で異なった顔を見せる子ども

一方、親は、今まで何の疑いもなく自分のほうを向いていた子どもが、自己主張をし、時には反抗することに驚いてしまいます。でも、思春期の親こそ、彼らの不安や不安定な気分を理解することが必要です。学校の中やクラスメイトと一緒のときには、子どもは違った面を見せます。そう、家族に見せる表情が学校にいるときやクラスメイトと一緒のときとは違ってくるのが、思春期といえるでしょう。学校では、こんなふうに見られたい、という気持ちがあり、家族の前の顔とは違ってきます。それで、学校の様子を家族に知られたくないと思うようにもなるものです。また、クラスメイトに家族との関係（いい関係であっても）を知られたくないと思うようにもなります。

学校でうまくいかないとき、家族にはそのことを知られたくないと思う子どももいます。学校での友人関係が難しくなってきたときに、家族に打ち明けるかもしれませんが、それがとても深刻な状態であっても、子どもは深刻そうに言わないことが多いようです。だから家族は、子どもが学校に、もうつらくて行けなくなったときに初めて気づくということもあるのです。

「どうして言わなかったの」

「話してたじゃない」

という親子の会話はよく聞くところです。

何となくクラスに馴染めなくて、お弁当を一緒に食べてくれる子を見つけられない。そして、ひとりで食べるとクラスメイトから見られているようでイヤで、みんながお弁当を食べ始めた頃には、ひとり図書室に行っていたという女の子は、

「お母さんは、お弁当を食べてこないって叱ったじゃない、せっかく作ったのにって。

私はそのとき、一緒に食べる子がいないって話したじゃない」と、話していたのです。

このように親子の間の会話は難しいものです。思春期の子どもにも、早起きしてお弁当を作ってくれる母親の苦労はわかるのです。だから、それ以上に話さないのかもしれません。母親に心配をかけたくないという気持ちもあります。一方、家族は、つらい気持ちでいるのなら、叱ったりはしなかったのに、それを伝えてくれればよかったのに、と思います。

思春期は、それまでの子ども時代のように、すべてを家族に知ってほしいと思わないのでしょう。どうしてでしょうか。家族が心配しすぎるからでしょうか。でも、家族が心配してくれるからこそ、家族のことを頼りにしようと思う気持ちがでてくるはずです。そうではなく、子どもは、思春期になると親のことをひとりの人として見るようになるのです。しかし、そういう気持ちがありながら、また、甘えていたいと思っているのです。

●症例1●「うつ気分」のA子さん

A子さんは、中学校2年生です。いつもきちんと勉強してよい成績でした。英語は、特に得意でした。教科書は、すべて空でいうことができ、英語のテストはいつも

100点でした。「クラスのみんなが見習うように」と、英語の教師からA子さんがあてられて読んでいました。また、A子さんは、クラスの子からわからないところを聞かれると丁寧に教えてあげていました。さらに、A子さんはいつも予習をしていたので、新しい英単語は、必ず覚えてきれいにノートに書いてありました。そして、クラスの友だちから見せてといわれると、授業中でもノートを貸してあげていました。

ところが、風邪をこじらせて1週間学校を休んでしまいました。学校のことは、友だちが知らせてくれていましたが、学校に出て行った日の1時間目に英単語のテストがありました。A子さんは、まったくできません。帰りに返してもらった答案を隣の席のいたずらな男の子が取り上げて持っていってしまったので、仕方なく家に帰ってきました。

落ち込んで帰ったA子さんに、お母さんは、「どうして今日はこんなに帰りが遅いの」「夕食の支度を手伝ってと言ってあったでしょ」と叱りましたが、A子さんは、母親に返事もせずに自分の部屋に入ってしまいました。そして、その日は、母親から夕食と声をかけられても自分の部屋にとじこもっていました。A子さんは、心配で憂うつで眠れません。隣の席の男の子が次の日にクラスのみんなに英単語のテストの結果を見せてしまったらどうしよう、と心配でたまりませんでした。クラスのみんなは、A子さんが、英単語のテストで悪い成績をとるなんて思ってもいないでしょう。みんなは、A子さんはいつも全部できて当たり前と思っているのです。

次の日、隣の席の男の子は、何もA子さんに言いませんでした。A子さんのテスト用紙を持っていったことなど忘れてしまったようで、周りの男の子とふざけて楽しそうにしています。A子さんは、男の子に何も言えませんでした。いつもは、勉強を教えてあげている友だちも、その日はA子さんに、何も話しかけてくれませんでした。

その週はA子さんは、何もできませんでした。寂しくてつらくて仕方ありません。もう勉強する気にもなりません。その次の1週間は予習もせずに行きました。担任の教師に英語の本を読むようにいわれたところは、しどろもどろになって、読めませんでした。他のクラスメイトが次にあてられて、すらすらと読みました。

それからも学校には通っていましたが、クラスメイトとは話もしませんでしたし、家では家族とも話をしませんでした。何も勉強しないまま家では自分の部屋でぼんやりしていました。

ある日、仲のよい女の子が、A子さんに、「どうしたの」と話しかけてくれました。友だちが優しく聞いてくれたので、英単語のテストを男の子に持っていかれたことを話しました。その女の子が、男の子のカバンの奥にあったA子さんの答案を取り返してくれました。男の子は、もう、A子さんのテストを取り上げたことなど忘れているようでした。

その男の子のカバンの中には、いっぱい学校からの課題や返してもらった答案用紙とかが、丸められて入っていました。A子さんの友だちが、その男の子の前で、その子のカバンからA子さんの答案を探してくれたのです。その男の子のテストの答案もたくさん出てきましたが、全然できてないのに、その子は平気でした。自分の答案を隠そうともしませんでした。その成績を気にもとめない様子に、A子さんはびっくりしました。

学校では、教室でその女の子が話しかけてくれるので、また、それまで仲のよかった子たちとも少しずつ話せるようになりました。クラスメイトとのおしゃべりも楽しくなりました。A子さんが予習してないときにも、友だちが助けてくれるようになり、英語も前よりももっとおもしろいと思えるようになりました。

憂うつな気分のときは焦らない

この症例でわかるように、憂うつな気分は、ちょっとしたことから始まります。思春期には友人にどう思われるかが不安で、憂うつになると友人とうまく話せなくなってしまいます。しかし、不安な気持ちとうまくつきあえると、友人との交流は楽しいものになります。ときには憂うつになったりして、思春期は成長していくものなのでしょう。A子さんは、憂うつな気分から抜け出してから、以前のA子さんより心にゆとりができたようです。

A子さんは、つらいことがあっても、それだから、もっと頑張らなきゃと思わずに、できないときには無理しないでいました。家族や友人も、それを見守っていてくれました。しばらく憂うつではありましたが、その時期には何とか学校にだけは通い、無理して友人と話そうとせず、気分を晴らそうと無茶なこともせずにいました。

憂うつなときには、A子さんのように、楽しい気分に戻ろうと焦ったりしないのがよいようです。しばらく時間をおいたのが、よかったのでしょう。こうして、友人や家族と話せるくらいまでの元気を少しだけ取り戻しました。そして、友人が声をかけてくれたときに、自分の困っていることを話すことができました。このように思春期の周囲から悪く思われてしまうのでないかという考えは、よくあるものです。そんな経験を何度か乗り越えることによって成長していくものなのでしょう。

A子さんの場合は、つらい悲しい状態が1週間続きました。しかし、以前からの友人がA子さんの悩みを聞いて解決してくれてからは、憂うつな気分は徐々に薄れていきました。また、A子さんは、今度こんなことがあっても、もうそんなに気にしないでおこうと思うようになりました。自分が一回くらい悪い成績をとっても、友だちはそれでA子さんのことを悪く思っていないことがわかったのです。

隣の席の悪戯好きの男の子も、A子さんのことをちょっとからかいたかっただけで、A子さんが心配したように、A子さんの答案を他のクラスメイトに見せるようなつもりはなかったのです。むしろA子さんの気持ちを傷つけたことを悪かったと反省しているようでした。

男の子が、A子さんに「ごめん」と言ってくれました。その男の子は友だちといつも楽しそうにしています。男の子が自分の悪い答案を見られても何も気にしていないことで、A子さんは、こんなふうでも大丈夫なんだ、と気持ちが軽くなりました。

子どもの精神科医をしていると、こういう子どもたちに会う機会があります。憂うつであった時期は、その子の成長につながったと思えます。思春期とは、そんな時期です。悪気のない行動が敏感な子どもの感情を不安定にする。クラスにはそういう屈託のない子と過敏な子が机を並べているのです。

思春期のうつ気分は、成長すれば解決するものと考えられてきました。A子さんのように、自分で解決していく、自分で援助してくれる友人を見つけることができる。そうすることが成長になるし、成長すれば自分で解決できるようになると考えられていました。でも、最近は思春期のうつ気分は、そういう子どもたちばかりではないと考えられるようになりました。

うつ病とは？

前項で、思春期のうつ気分についてお話ししました。では、どのようなものを、その中で、「うつ病」と言うのでしょうか。

うつ病の症状は、大人でも小児でも、基本的には同じと考えられています。しかし、特徴的な症状のうちどんなものが目立つかということについては、年齢と共に変化する可能性があります。

米国精神医学協会による診断基準「ＤＳＭ第４版改訂版」（DSM-IV-TR）による大うつ病（いわゆる「うつ病」）の症状項目を表１－１に記しました。このうち５つの症状があるときに、うつ病の可能性が考えられます。

これらが、うつ病の症状としてあげられていますが、実際には、うつ病の人がどのような症状を主に訴えるか、どのような症状をつらいと感じているかは、それぞれに違います。うつ病のときに、不安な気持ちがより強くなって、そのことに心をとられていることがつらく、不安の訴えを繰り返すということがあります。また、ひどい頭痛を訴える子どももいます。

表 1-1　大うつ病の症状項目

1）	うつ気分が続いている
2）	興味または喜びの喪失
3）	体重減少または体重増加
4）	不眠または睡眠過多
5）	じっとしていられない、または動くことができない
6）	疲れやすい
7）	自分には価値がないと思うこと
8）	考えること、集中すること、ものを決めることができない
9）	死ぬことを考えること

DSM-IV-TR（American Psychiatric Association, 2000）より。[5]

家族の気づく症状もそれぞれです。「いつも怒っているようになった」「反抗ばかりするようになった」ということや、「朝、ベッドから起き上がれない。起きても、なかなか学校の用意ができない」ということを本人も気にし、家族も学校に送り出すのが大変と感じることもあります。本人の訴えとして、それまで集中して勉強に取り組めていたのに、勉強ができなくなったということもあります。

いずれにしろ、今が、うつ病であるということは、それまでとは違った状態であるということです。それまでは、勉強にも取り組めていたのに、勉強に集中することが難しくなるといったように変化があるわけです。

しかし、子どもは、年齢とともに変化します。それまでは気にもしないでいたことに、意味をもって考えるようになります。正常な発達過程とうつ病の症状とは、どう見分けるのがよいのでしょうか。正常な発達過程においても、子どものつらい気持ちにどう向き合うかということが重要です。思春期はつらいと思うことが多いのですが、子どもがつらいと感じていれば、うつ病でなくとも力になりたいと家族は思うでしょう。そのひとつの可能性が、思春期にもうつ病でつらいと思う子どもたちが少なからずいるということです。

●症例2●「うつ病」のB子さん

母親は、B子さんの「憂うつ。興奮して泣いてしまう。落ち着かない。集中力がなくなった」ということを心配しています。

中学に入ってからは、高校入試のことを考えてB子さんは、勉強を以前にもましてするようになりました。小学校のときは、担任の先生の話をよくきいて、学校の成績はよかったのですが、中学受験のための塾に通っているクラスメイトには、どうしてもかなわないと思っていました。地域の中学に入学してから高校受験を考えて、塾に入りました。塾の勉強も一生懸命にやっていました。塾では学校ほど成績はよくありませんでしたが、みんなは、小学校の頃から必死でやっているのですから、そんなものだと思っていました。

2年生になって、クラス替えのときに、それまで気の合っていた友だちと離れてしまいました。また、新しい友だちもできるのだろうと考えていたのですが、どうもそうはいきませんでした。2年生の担任は女の先生で、みんなは先生に反抗しましたが、B子さんにはそんなことはできません。授業中も他のクラスメイトはうるさいのですが、真面目なB子さんは、勉強に集中できなくて困ると感じました。

担任教師は、英語を教えているのですが、授業はうるさくてめちゃくちゃな状態でした。英語の時間に、男の子たちが教室のまん中で殴り合うような喧嘩をしていたときも、担任教師は知らん顔をして授業をしているほどです。B子さんがあてられたときに、ひとりの男の子が倒されて机がその子の上に倒れていきました。それでも担任教師は、「B子さん、わからないの」「B子さんが、こんなこともわからないの」と何度も叱りました。B子さんは声も出せませんでした。

こうしてB子さんは、5月頃からずっとしかめ面をするようになりました。朝、学校に行くときが一番憂うつそうです。ときには泣きながら学校に向かいました。朝も起こさなくても起きる子だったのが、だんだん起こすのが大変になってきました。家に帰ってからも、以前は自分で勉強を1時間でも2時間でも続けてやっていたのが、10分か15分すると部屋から出てきてしまって落ち着かずにそわそわとしているのです。

そして、「自分は悪い子なんだ」ということをよく口にするようになり、母親は「真面目でやさしくて良い子よ」と慰めるのですが、かえって興奮してしまって、どうしようもなくなるのでした。

夏休みになれば、状態がよくなると思っていたのですが、塾に毎日通い、その塾の宿題と予習復習で大変でした。学校の夏休みの宿題ができなくて、8月の終わりも息つく暇もありませんでした。それまでのB子さんは、夏休みの宿題は7月中には終えているような子でしたから、本人も宿題がやれないでいたことがつらかっただろうと思います。

2学期が始まって、もっとB子さんの状態はひどくなりました。塾から帰ってもまた机に向かうのですが、そわそわして何もできなくて、夜も眠れない状態で、朝は学校に行くのが本当に大変になってきたのです。母親としては塾はもうやめさせたいのですが、どうしても本人が聞きません。もともと一度始めたことは途中で投げ出してはいけない、と考えている子でした。それに、小学校のころに通うことのできなかった塾にやっと通えるようになったので、うんと頑張って成績を上げて、良い高校に行きたいと思っているのです。

こうして、勉強がどんどんできなくなっていきました。授業中もみんながうるさくて集中できず、家に帰ってからも考えることができません。朝から疲れた感じがずっとしていて何もやりたくないし、何をしたらいいかもわからなくなってきました。塾の宿題もわからなくてできないまま行くと、「ちゃんとやって来ないとだめだよ」と言われます。

Ｂ子さん自身は、「私は良い子ではない。私は勉強もしていない悪い子だ」と思っています。また、２年生になってから、学校の図書館にたくさんある読み物が今までは好きだったのに、おもしろくなくなってきました。友だちと話すのも緊張するようになり、楽しいと思わなくなってきました。話している友だちも私と話すのはつまらないと思っているのだろう、と思えてきます。

Ｂ子さんのこのときの状態は、夜は眠れない、勉強をしようと思うけど集中できない、考えることができない、寝ようと思っても眠れない、誰とも話したくない、焦ってくる、いらいらしてくる、という苦しくて仕方ない状態なのでした。

B子さんのこの状態をどう理解すればよいか

Ｂ子さんは、１年生のときに仲良くしていた友だちとも会いたくありません。顔を合わせても話をしようとしませんでした。家でも机には向かい、学校にも塾にも行っていましたが、勉強できずにいるのです。

Ｂ子さん自身は、憂うつな気分を抱えています。「悲しい」「暗い」というよりは、「嫌な」「いらいらした」気分を自分の心の中に隠しています。今まではおもしろいと思っていた本を読むことも楽しいと思えなくなり、眠れなくなり、何もできなくなり、疲れた感じがとれなくなり、自分を悪い子と思い、勉強に集中できずにいます。このようなことは1年生のときにはありませんでした。一日中いらいらしていて、ほとんど毎日、そして何カ月かこの状態は続いていて、良くなりそうにありません。本人はつらい気持ちでいますし、友だちからも家族からもひきこもり、勉強もできなくなっていきます。

これまでうつ病のことを説明してきましたが、B子さんは、「うつ病」と診断できることがおわかりになるでしょう。うつ病は、抑うつ気分、または、以前は楽しかったことへの興味がなくなっている状態が一定期間続いていることです。以前とはちがった状態であって、本人がつらいと思っているか、生活に支障をきたしているときに、うつ病の可能性を考えます。

●症例2のつづき●

B子さんはその後もつらい状態が続きました。B子さん自身は、自分ではどうしようもないと思っていました。それどころか時間が過ぎていくのもわからないような毎日の生活の中で、何もできず、何も考えられないような状態が続いたのでした。

こうした中、10月の初めに学校で運動会があり、お父さんも見に来てくれることになりました。お父さんは、いつも仕事で遅くなり、B子さんの様子を知らないでいたのです。運動会でも、ぽつんとひとりでいるようなB子さんを見て、初めてお父さんにもB子さんの状態が深刻なことがわかりました。

その次の週から、お父さんは、B子さんが塾から帰る時間には帰ってきてくれるようになりました。お父さんは、これまでも時間があるとB子さんの勉強をみてくれていたので、塾の宿題をしているB子さんに声をかけました。そうするとB子さんは黙って涙を流すのです。お父さんは、B子さんの気持ちが落ち着くのを待って宿題を一緒にやってくれました。そんなことを1週間くらい続けてから、お父さんは、「もう来週は塾はお休みしなさい」と言いました。「よく眠れるようになるまでは塾も勉強もやめよう」と。

お母さんが、どんなに話しても塾をやめようとしなかったB子さんですが、次の週から塾は休みました。さらに、B子さんのいるクラスが落ち着いていないことが、学校中が知るところとなりました。職員が話し合って、教頭先生が時間のある限りクラスの授業に立ち会うことになりました。教頭先生がそれまでしていた仕事は、その他の先生が分担してこなすことになりました。教頭先生が授業をするときは、子どもたちは落ち着いて勉強をするようになりました。

しかし、B子さんの状態は相変わらずでした。気分がいらいらと落ち着かず、また、夜も眠れないことが続いたので、しばらく抗うつ剤を服用しました。こうして、学校から帰ってから塾に行かないで過ごすことに少し慣れてきたころに、嫌な気分を忘れている時間がもてるようになってきたのです。

「うつ気分」と「うつ病」はどう違うのか

さて、うつ気分があったA子さんの症例と、うつ病として治療されたB子さんの症例は、どう違うのでしょうか。

A子さんは、うつ気分はだんだんと薄れていきました。B子さんは、ストレスが続いたこともあるのでしょうが、うつ気分はずっと続いています。また、家に帰っても、ひとりでいても、ほっとした気分にはなれず、いつも気分は晴れないでいます。そして、本人の苦しさは増すばかりで、家でも学校でも周囲の人と接することはできず、勉強も頭に入らないという状態が続いていました。

このB子さんのように、うつ気分がずっと続き、本人が苦しく毎日の生活がうまく運ばないときは、うつ病を考えます。

●B子さんのその後●

それでも、B子さんはそうして中学2年生を何とか終えました。新しい学年になるときに、クラス替えがあり、中学3年では、おとなしい女の子と気が合うようになりました。クラスで初めてその子に会ったときに、B子さんは、自分から話しかけてみました。それまでのB子さんは、自分から友だちをつくろうとしたことはなく、話しかけられるクラスメイトに話を合わせていることが多かったのですが、新しいクラスで緊張はしていたものの、みんなの様子をみているうちに、自分が一緒にいたい友だちに自分から声をかけてみたほうがうまくいくのではないかしら、と考えたのでした。しばらく周囲の様子をみてから声をかけたので、新しくできた友人は穏やかで一緒にいると安心できる雰囲気をもった人でした。

中学3年になると、クラスのみんなも受験勉強に一生懸命でした。仲よくなった女の子は、真面目に勉強して授業のノートをきれいにまとめていました。二人で学校のテストのために勉強しました。高校への進学も決まりました。

高校に入ってからしばらくして、B子さんはふたたび病院にやってきました。今度は、ひとりで来ました。家族には話したと言います。B子さんは、

「中学2年のときみたいに憂うつではないのだけれど、何かをしようとするときに、これをすると誰かに叱られないか、誰かが怒り出すのでないかと不安になってしまう」と言います。

B子さんは、自分のしたいことを積極的にできないでいるようでした。そこで、しばらく病院に通って、具体的に自分が困ってしまった状況や避けてしまった行動を考

えました。そして、「次にはこうしてみる」と自分から話して、その結果、自分がどう思ったのか、周囲からどういう反応だったのか、それをどう感じたかということを話していきました。

そうするうちに自分が心配に思ったほど、周囲の人は怒ったりしない、むしろ自分が積極的になると周囲は受け入れてくれるようだと感じていくことができるようになりました。

うつ病の症状はどんなものがあるでしょうか

子どものうつ病の症状を3つに分けて考えてみました。うつ気分と行動に現れる症状と睡眠・食欲についての症状の3つです。表1－2をご覧になってください。

うつ気分とその関連症状

うつ気分とその関連症状は、うつ病の症状の中心的なものです。子どものうつ病の特徴としては、うつ気分が、悲しい、つらい、さびしい、むなしい、といった訴えもありますが、いらいらする、嫌な気分といった訴えも少なくありません。周囲は怒りっぽいと感じ

表 1-2　子どものうつ病によくみられる症状

うつ気分とその関連症状

- □ 悲しい、つらい、さびしい、むなしい
- □ いらいらする、怒りっぽい
- □ 楽しくない
- □ 絶望感、将来への悲観
- □ 自分には価値がないと思う
- □ 悪い結果になったのは、自分のせいと思う
- □ 身体的な訴え

うつ病の行動に現れる症状

- □ 落ち着きなく動き回る
- □ 何をするのも遅くなる
- □ 話さなくなる
- □ やらなければならないこともできない
- □ 面倒くさい
- □ 集中できない
- □ 次の行動を考えることができない

うつ病の身体的な症状

- □ 食欲がない、体重が減った
- □ 食べ過ぎてしまう、体重が増えた
- □ 眠れない
- □ いつまでも眠っている

ますし、本人は、「みんなが僕を怒らせるようなことばかりする」と言うことがあります。

また、今までは楽しく興味をもってやっていたことをしなくなる、ということがあります。「楽しみが感じられない」と言うのです。しかし、楽しみは感じられないのにもかかわらず、今までだったら趣味の範囲で留めておくことができたことを、毎日そのことに没頭せずにはいられなくなるということもあるのです。本人も、「本当だったら、こんなことばかりやっていていいと思ってるわけじゃない。自分でも勉強もしなきゃと思う。でも勉強も前は興味がもてたんだけど、そういう気持ちが出てこない。何も感じないでいることができない。だから、趣味にしておけばいいことをずっとやっているしかないの」というわけです。

思春期は、概して絶望感をもったり悲観的なものの見方をするようになるものです。「自分には価値がないと思う」「悪い結果になったのは、自分のせいと思う」という自己評価にかかわるような訴えが多いのですが、うつ気分を訴えないで、頭痛や気持ち悪さや腹痛などの身体的な訴えに終始することもあります。

うつ気分への接し方

憂うつというのは特別な感情ではありませんが、その感情について、どうしようもない、と固執して考えてしまうのはうつ病であるように思えます。〝自分のせい〟〝自分は悪いことばかりしてきた〟〝これからも何も変わらない〟という考えから自由になることがありません。こういう考えを子どもが話すときは、「しばらく時間をおいて考えましょう」と言ってみるのがいいかもしれません。どうしてそんなふうに考えるのと、子どもの考えをたずねていくと、子どもなりに考えますが、思わぬ方向の答えにこだわってしまったり、悲観的な考えがより強くなってしまったりするからです。

どんなふうに感じているのということをたずねてみて、そこから出てくる考えが柔軟に変わっていかないときは、考えを聞き過ぎるということに気をつけなくてはいけません。悲観的な考えをいきなり説得しようというのも逆効果になりかねません。〝自分の感情を理解してもらえなかった〟という思いが孤独感を強くしてしまいます。もちろん、悲観的な考えをそのままにしておくのがよいということではありませんが、うつ病の治療は、ステップ・バイ・ステップなのです。大切なのは、感情を受け入れ、本人にとって安心できる時間を積み重ねていくことです。子どもの症状を知ったときに、焦っていきなり進めずに、次の対応は、本人の考えやその考えの頑固さをみながら、考えていきましょう。

行動に現れる特徴的なもの

うつ病の行動に現れる症状にも、子どもに特徴的と思われる症状の現れ方があります。子どもは、動かなくなるというよりも落ち着かなくなることが多いように思います。落ち着かないことを注意欠陥多動障害（AD／HD）、不安が強くなると自閉症スペクトラムというように疑われることがあります（52頁、64頁参照）。受診のきっかけになるということではよいのですが、他の病名を何度も周囲から言われることで家族は動揺してしまうことが少なくありません。

学校へ行けないこともありますが、ぎりぎりまでは学校に行っていることが多く、本人は、「学校だけは行こうと思っていた」と話すことがよくありますので、学校への不安がともなっているのかどうかもみていく必要があります。

落ち着きがないというのは、不安からも現れる症状です。年少の子どもは、不安や「うつ」から落ち着かなくなることがあります。大人は、不安で「うつ」気分であるならば、動き回らずにじっとして動けなくなるのではないかと考えてしまいますが、じっと動かなくなるということは逆に少ないかもしれません。

子ども自身は、主観的には「何もできなくなった」と考えていることもあります。例えば、「勉強ができなくなった」という主訴で病院を受診することがあります。集中力がなくなったり意欲がなくなったりということの中で、一番苦しく感じることが、「勉強ができなくなった」ということなのでしょう。

このように、子どもに症状を聞くと、子どもは自分の困っていることを言います。それが、子どもの状態がどのように変化しているかをみるヒントになるのです。集中力がなくなったということは、勉強をするときだけではないでしょう。自分の好きな本を読むときも集中力がなくなっているかもしれません。〝本は読まないでもいい、勉強はしなくちゃ〟と考えているのだろうと思います。どんなふうに困っているのか、どんなふうに考えているのかを聴いてみる必要があります。

もっと日常的なことに症状が現れることがあります。例えば、お風呂に入るのがおっくうである。身じまいをするのも時間がかかってしまう。何気なくやれていたことが次の手順をうまく考えられない、といった状態になることもあります。また、決断力のなさや、自分の生活のちょっとした見通しを立てていくようなことが、考えられなくなったり、あるいはそれに時間がかかったりすることもあります。さらに、周囲のアドバイスにもいつもならば素直に応じることができるのが、自分の考えとどう折り合いをつけていいかわからなくなり、結果として生活がうまく運ばなくなってしまうことも見受けられます。

うつ病の身体的症状

うつ病にとって、睡眠や食欲の問題は重要です。子どもが、睡眠や食欲の問題をもったときは、睡眠障害や摂食障害と区別をする必要があります。摂食障害とうつ病は合併することもあります。また、うつ気分から食べなくなって、それから食べることにこだわるようになったというケースもあります。とにかく、睡眠と食欲に影響がみられたら、専門家に相談することをすすめます。また、うつ病が改善したら、睡眠や食欲の問題もよくなるだろうと考えられがちですが、そうではありません。うつ状態が改善してからも睡眠がうまくいかないことが続くこともあることを知っておいてほしいと思います。

身体症状の訴え

さて、子どもが最初に訴える症状が頭痛や腹痛などの身体愁訴ということは、よくあることです。「頭が痛い」「お腹が痛い」「気持ち悪い」といった身体症状の訴えをすることは、子どものうつ病の場合もめずらしいことではないのです。身体症状を訴える人は、感情を意識することをしなかったり、感情を言語化することをしない傾向があるといわれています。

子どもは、感情を意識しないのでしょうか。いいえ、子どもは、感情を十分に意識していると思います。それを言語化するときに、感情を共有してくれる安心できる大人の存在が必要なのだと思います。

10代の子どもは、心理的な悩みとは別に、自律神経がアンバランスを起こしやすいという特徴があります。それだけでも、「頭が痛い」「お腹が痛い」「気持ち悪い」ということを言います。また、心理的にうまく感情をコントロールできないときに、自律神経のアンバランスも起きやすいという特徴もあります。

子どもの身体症状が、子どもの生活がうまく運んでいないときに起こったとき、ちょっと生活をゆっくりのペースにしてみてしばらく様子をみませんか。よくなっていくようならば、それが子どもの身体的精神的発達なのです。

「うつ病かもしれない」というときはどんなときでしょうか

思春期は、憂うつなものです。また、気分が変わりやすく不安定です。思春期の気分の不安定さは、本人にとってもつらいことが多いでしょう。どこからを「うつ病」とするのかについては、うつ気分やうつ気分に伴う症状が、どれくらい彼らの社会機能に影響しているかということで考えます。

憂うつな気分になっても、教師に自分を理解してもらえたり、友人から楽しいことに誘われたり、また家族から温かい言葉をかけてもらったりすると、気分は変わるものです。しかし、友人が気遣って声をかけてくれても、いらいらした気分はひどくなるばかりで、教師や家族とは、話もしたくないというときは、そういう気分が長引かないか注意する必要があります。

では、「うつ病かもしれない」というときは、どんなときでしょう。診断がつくのかどうかということよりも、日常生活の中のやらなければならないこと、やりたいこと、それをやっているときにどんどんと気分がひどくなるときは、医師に相談してみることもよい方法です。今の状態でこのままの生活を継続していてよくなるのだろうか、と迷ったときは、専門家の意見を聞いてみるのもいいことです。

いろいろな「うつ病」

うつ病は、重症度と慢性度と持続期間で、いくつかに分けられます。

気分変調症は、10代の子どもや若い人には少なくありません。いわゆる「うつ病」は、医学で言うところの「大うつ病」のことが多いのですが、気分変調症は、重症度、慢性度、および持続期間で大うつ病と区別します。

軽度のうつ病があると、大うつ病へのリスクとなるといわれています[6)]。

思春期は、憂うつな気分を持ちやすいのですが、思春期のうつ気分やうつ気分に伴う症状はその後、うつ病につながりやすいといわれています。もちろん、思春期の頃は憂うつに過ごしたけれども、大人になってからは元気でいる、という人もいます。

しかし、思春期に憂うつであることをそのままにしないで、憂うつに対処するようにしておけば、将来、うつ病へのリスクを減ずる可能性があるでしょう。

病院を受診するのは、どのようなときが適切なのでしょうか

うつ病だからといって、必ず病院で受診しなくてはいけないということではありません。憂うつな気分が自分でわかり、うつ状態からやってくる行動の難しさを自分で把握することができて、今はこんな時期だからと自分の生活を自分で見通しを立てて過ごすことができる。学校生活も自分のできる範囲で無理をしないで送っている。このように、自分で「うつ病」と必ずしも意識していなくても自分の状態を知って生活の幅を調整できているのでしたら、病院には行かなくてもいいかもしれません。

その一方で、うつ病でなくてもうつ気分が苦しくてたまらなくなり、周りの人に話して

も受け入れられたという安心感がもてない。焦って行動するけれども、起こった結果が、より気分を滅入らせる。考えは、悲観的なことばかりか、または、何も考えられなくなっている。明るい話題があってもいらいらするばかりで、家族とも話さなくなり、友人がメイルをくれても嫌われないように必死で返事をしている。このようなときは、専門家に援助を求めたほうがいいと思います。

また、家族に反抗し、なげやりな見通ししかもてず、自分は何をしてもうまくいかないからと刹那的なことにばかり時間をつかっているときは、家族はそっと様子をみるのがよいと考えてしまいがちですが、本人は内的には無力感やうつ気分を感じていることがあります。

難しいのは、インターネットやメイルとの関係です。メイルをしている子どもたちが、友人同士で交流し合いたいと思っているのならば、それは健康的な日々でしょう。学校では話せないような友人への慰めをメイルでうまく伝えているケースもあります。

それとは別に、学校などで直接会って話すことのない友人とのメイルやインターネットを通しての交流は、現実の友人との関係がうまくいかず、孤独からの行動である場合があるでしょう。そういうときに、長い時間をインターネットなどに使ってしまい、眠る時間もないような状態になってしまっている子どもがいます。こうした〝架空の相手〟との交流が、どこまでいっても現実の交流からくる満足感や安心感におよばないのだろうと思います。

もちろん、〝架空の相手〟との交流は、同じ趣味や興味、考え方をもった人たちの豊かな人間関係の場であるときもあります。しかし、現実の生活がうまく運ばなくなっているときは、子どもたちの人との交流の渇望感がインターネットに向かわせる時間を際限のないものにしているのかもしれないのです。

医師はどのように考えるのでしょうか

現在多くの医師に使われている診断基準によって、「うつ病」であると判断されるのですが、うつ病であるからといって、他の診断名が除外されるものではありません。うつ病には、他の病態がともなうことが多いということがよく知られています。

うつ病と診断をしたときには、不安や行動の問題、その人の気質や生活の問題を考慮します。「うつ病であるかどうか」ということも重要ですが、どのような人がどのような生活の中で、どのような他の状態を伴っているか、ということを考えることも大切にします。

うつ病であるということで、ひとつの決まった治療を行うわけではありません。持続期間や重症度、その人の年齢や学校生活への影響を考えて治療を実施するわけです。そして、その人が、自分の送っている生活に見通しをもって、一歩一歩を積極的に考えていけるようになるためには、その人の病気の状況だけでなく生活や考え方の特徴をとらえて具体的に治療を考えていきます。

病院を訪れたとき、本人はどう考えているのでしょうか

病院を訪れるときは、不安がいっぱいでしょう。〝自分が悪いことをしたから病院に行かされるのだ〟と考えているかもしれません。少なくとも、今の自分の生活がうまくいってない、と感じています。自分からどうにかしたいと思っていることもあるかもしれませんし、どうにもならないと考えて受診には積極的でないこともあるでしょう。

子どもたちは、医師に自分の感情や考えを話すことによって、医師から現在の状態や治療の見通しを伝えられると、ほっとするようです。つまり、どうして今の自分はこういう気分でいるのか、どうして毎日の生活がうまくいかないのか、今をどう考えたらよいのかということがわかると、ほっとするのです。「うつ病は決して予後のよくない病気でもないし、病気になった本人のせいでもない。今の状態を理解して今からどんなことをしてい

こうか」と、素直に受け止めるようになります。

逆にご家族は、それまでのうつ病へのイメージから、すぐには目の前の医師の言葉をそのままに受け入れられず、不安が増すことも多いようです。ご家族が不安に感じられることを治療としてすすめることは、病院から帰ってからのご家庭での葛藤を増してしまいます。こんなとき医師は、うつ病の治療のためにもプラスにならないと考え、治療を急いではすすめないでしょう。

具体的には、うつ病と考えられたときは薬物療法もすすめます。副作用と作用を説明して、期待される効果と効果の現れるだろう時期を説明します。多くの子どもさん本人は薬を服みたいと言います。しかし、ご家族が不安に思われることが多いようです。一番苦しいのは本人ですから、本人が主体的に治療を選んでいけるとよいと思うのですが、ご家族が不安に思われるときは、本人に「しばらく薬物療法は待ってみましょう」と伝えます。

医師は、このように医師自身が話したことへの本人や家族の反応も考えています。


〈文献〉

1) Lewinsohn, P. M., Rohde, P., Seeley, J.R. Major depressive disorder in older adolescents: prevalence, risk factors, and clinical implications. *Clin Psychol Rev.* 1998; 18 (7): 765–794.

2) Costello, E. J., Mustillo, S., Erkanli, A., Keeler, G., Angold, A. Prevalence and development of psychiatric disorders in childhood and adolescence. *Arch Gen Psychiatry.* 2003 Aug; 60 (8): 837–844.

3) Reinherz, H. Z., Giaconia, R. M., Pakiz, B., Silverman, A. B., Frost, A. K., Lefkowitz, E. S. Psychosocial risks for major depression in late adolescence: a longitudinal community study. *J Am Acad Child Adolesc Psychiatry*. 1993; 32 (6): 1155–1163.

4) Brent, D.A. and Weersing, V. R. (2007) *Depressive Disorder*. In Martin A, Volkmar FR, Lewis M ed. "Lewis's Child and Adolescent Psychiatry" Lippincott Williams & Wilkins.

5) American Psychiatric Association: Diagnostic and Statistical Manual of Mental Disorders, 4th Edition, Text Revision DSM-IV-TR 2000.

6) Fergusson, D. M., Horwood, L. J., Ridder, E. M., Beautrais, A. L. Subthreshold depression in adolescence and mental health outcomes in adulthood. *Arch Gen Psychiatry.* 2005; 62 (1): 66–72.

第２章

「うつ病」にともなう様々な状態

——発達障害との関連も含めて——

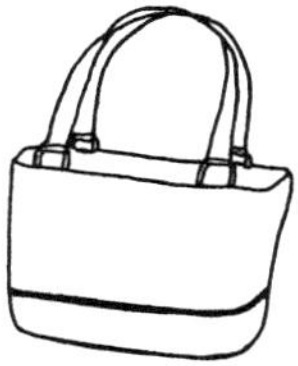

「うつ病」を診断したときに、他の状態や疾患をともなうことがあります。そのため、「うつ病」への対応を考えるだけでなく、「うつ病」にともなった状態を把握しておくことが必要です。

反抗的な行動について

子どもの中には、拒絶的、挑戦的、反抗的な行動を繰り返す子どもがいます。特に親や教師といった権威に対して敵対的な行動をとる場合は、大人を悩ませます。子どもが反抗することは、心理的発達の中でよくあることですが、そのような一般的な発達段階よりも目立って反抗的な行動を繰り返す子どもがいることも事実です。

また、注意欠陥多動障害（ＡＤ／ＨＤ）の子どもは、指示に従わないために反抗的であるとみなされてしまうことが少なくありません（ＡＤ／ＨＤについては、52頁以降を参照してください）。大人の指示に従えないとき、ＡＤ／ＨＤの子どもは集中することが困難であったり、衝動的な行動を現すことがありますが、それをすぐに反抗とみてしまってはいけません。しかし、ＡＤ／ＨＤの子どもの中に、反抗を繰り返す子どもが少なくないことも事実です。

ＡＤ／ＨＤだけで起こってくる症状なのか、反抗も加わっているのかを、きちんと一人ひとりの子どもについてみておくことは重要です。反抗の特徴をもつ子どもたちには、自分の考えが大人に伝わったと実感できるように、他者との交流の形を変えていけるとよいのです。

「子どもが反抗したときにどうしたらよいですか」ということをよくたずねられますが、「反抗したときに、そこに彼らの自己主張があれば、彼らの考えを受け入れるという態度でいることが大切です」と答えています。そして、反抗されたときにどうしようかということよりも、反抗していないときの交流をポジティブに考えていけるように、彼らとの温かい交流を継続していくことが重要です。

いずれにしろ、子どものうつ病に反抗的行動が症状として現れることは、まれではありません。攻撃的な感情を露わにする10代の子どもの場合は、うつ病ではないかと考えなければいけないかもしれません。とにかく攻撃的感情は共感を得ることの少ない感情です。そのことが彼らを孤独にして、より攻撃的にさせてしまいます。

●症例３●反抗的でいらいらとした状態のＣ君

Ｃ君は、幼少時はいつも笑顔で周囲から可愛がられる子どもでした。母親が仕事をしていたので、２歳から保育園に行きました。保育園では、すぐに保育士さんにも慣れ、２歳の子ども同士で仲良くしました。よく動き回って大変でしたが、声をかけるとすぐに応じる素直な子どもでした。保育園で絵を描くことになると上手なのでほめられていました。友だちもたくさんいて、仲のいい子は穏やかな子たちで、いつも楽しそうにしていました。

小学校は地域の学校に行きました。保育園の友だちも同じ学校に行ったので、友だちとは変わらずに仲良くしていました。学校の勉強は、算数の計算はすぐにできたのですが、ひらがなを覚えることが難しく、Ｃ君は泣きながらひらがなを書く宿題をやっていました。絵が横についていると、ひらがなを読むようにその単語を言うことができました。数字の読み書きや意味はわかっているのです。

小学校１年生の担任の先生からは、きちんと書いて覚えなさい、といつも叱られていましたが、担任教師が「明日テストをします」と10題ずつ宿題にするので、Ｃ君は、きちんと自分で勉強していてよい点数をとれました。それでも、ひらがなの読み書きがうまくできないので、「どうしてきちんと勉強しないの」と叱られることが多くなっていきました。小学校５、６年になると、国語も社会も教科書の文章の量が多くなり、Ｃ君の勉強はうまく運ばなくなりました。

中学校に入って英語が始まりました。英単語も横に絵があると、すぐに発音することができましたが、スペルだけでは読むことができません。１年生のころは、アルフアベットを覚えることができたので、英語も努力すれば多少はできました。2年生のときの英語の教師は、「もっと何度も英単語を繰り返し書きなさい」とC君に指導しました。テストの点数が悪いので何度も叱られ、だんだん勉強が嫌になってきました。そして、それと同時に教師に反抗するようになったのです。

「どうして僕のことをいつも悪く思うんだ」と教師に言うと、「あなたが勉強しないから、そう思われても仕方ない」と言われ、こぶしを握り締めているということが続きました。

こうして、中学校2年生の夏休みになりました。1学期に教師に言われたことが頭から離れず、いつもいらいらして、「いつ誰をなぐってしまうかわからない」と母親に話し、夜も眠らずにいたので、母親は精神科を受診させました。心理検査をして学習障害とわかり、英単語も発音の仕方と自分でつづることをC君に合わせて個人指導してくれる塾に通うようになりました。

一方、「いらいらした気分」や教師への反抗は、C君のうつ状態と関連したものだろうと医師から言われました。しばらく薬物療法をし、教師に学習障害のことを理解され、むやみに叱られなくなると、少しずつ笑顔が戻ってきました。

「うつ」と反抗・衝動との関係

反抗は、うつ病と鑑別するためのものだけではなく、他の病状とも関連の深い状態です。前述したようにAD／HDと反抗との関連がその好例です。不安の強いAD／HDの子も臨床ではよく経験します。不安やうつの症状とAD／HDの合併も少なくありません。

うつ気分・不安と、反抗や衝動との関連を図2－1に示しました。子どもが心理的に不安定であると、反抗や衝動といった状態を呈することがあり、そのような反抗や衝動は、友人関係をうまくいかないものにしてしまいます。子どもの心理的安定のためには、理解と受容が一番大切です。反抗的な子ども、衝動的な子どもには、彼らがどのような内的葛藤を抱えているかということを理解し受容していく必要があります。

反抗や衝動は、友人関係に影響し、彼らを孤独にしてしまうので、反抗的な行動を止めていくことも重要なことです。同様に衝動的な行動を抑えることも必要です。子どもたちは、自分の行動が周囲にどのような影響を与えているかが、わからないでいます。すなわち、「自分はいつも叱られる」、「悪いことが起こると僕が一番に疑われる」と思っています。秩序のある行動ができると友人とよい関係がもてる、ということがわからないのです。

落ち着いた行動をしたときや、自分の思いを相手の気持ちを考えながら伝えられたときに、相手からはよい反応がかえってきます。そういうよい体験に反抗のある子どもは出会いにくいのです。

「相手がどう思ったか考えてごらん」では、反抗のある子どもにはわかりません。反抗のある子どもも相手に気配りする行動をするときがあるのです。それは、彼の感情が落ち着いていたり、自分を受け入れてくれる相手であると思える人との交流のときです。ポジティブな行動のできたときに、「よかったね」と言ってあげられるように、彼の行動をみていることです。しだいに穏やかな友人を選んで交流するようになっていくでしょう。穏やかな友人を自分の思い通りにするのでなく、穏やかな友人が自分の

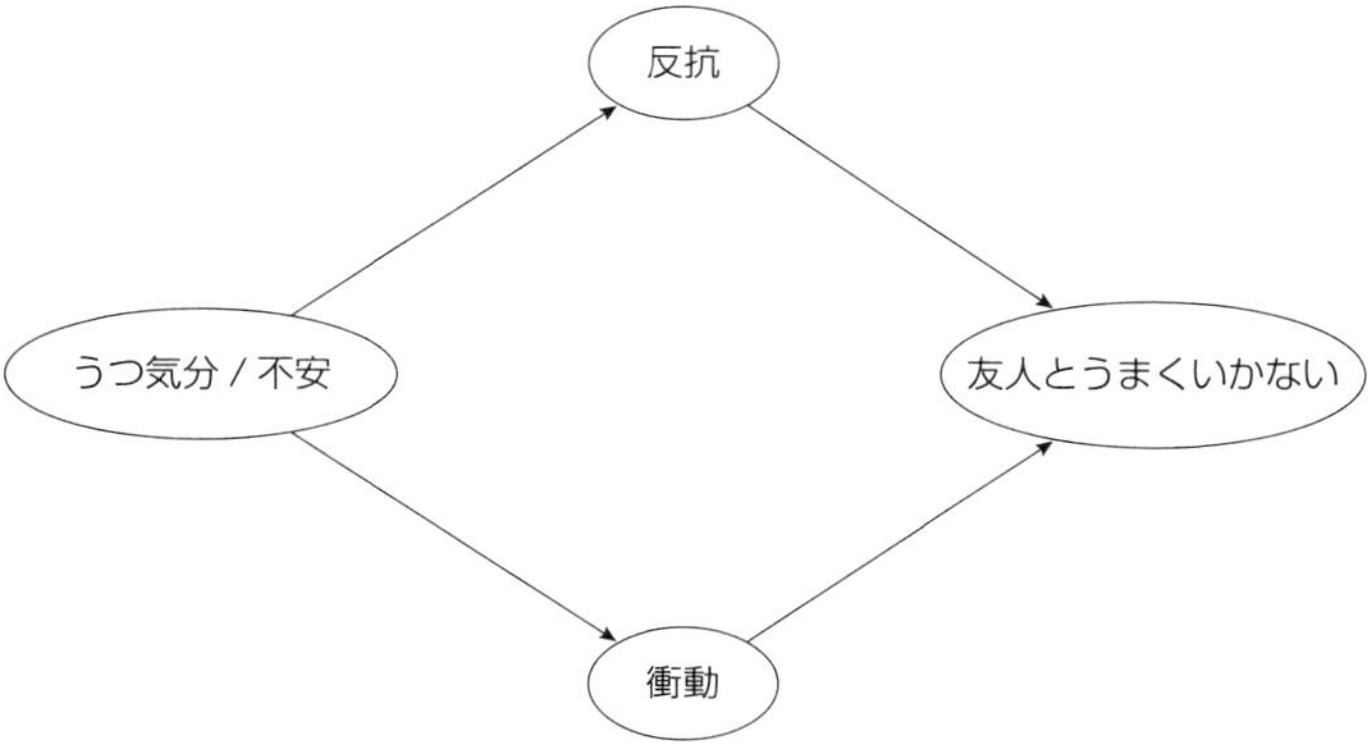

図 2–1　「うつ」と反抗・衝動との関係

考えを受け入れてくれると思うと、相手の考えについてもゆっくり考える余裕がでてくるのです。それとともに反抗や衝動の背景にある不安やうつに共感的に接していくと、行動が落ち着いたものになるでしょう。

「うつ」と注意欠陥多動障害（ＡＤ／ＨＤ）

うつ病と関連する状態には、いろいろなものがあります。うつ病は、10歳を過ぎてから始まることが多いので、それらの状態がうつ病より早く明らかになることがあります。その一つに、注意欠陥多動障害（ＡＤ／ＨＤ）があり、多動は3歳くらいに明らかになります。また、注意―集中力の問題は、小学校に入って学校の勉強をしようというときに、気づかれることが多いようです。

小学校1年生くらいは、多くの子どもは落ち着かず、課題に集中することが難しいので、集中力の問題にまだ気づかれずにいることがあり、小学校3年生くらいで周りの子どもが課題に集中できるようになると、その子の問題が目立ってくることもあります。

集中することが難しいということは、必ずしも何にも集中できないということではありません。例えば、子どもは、自分に興味のあることには集中しすぎてしまい、「食事の時

表 2-1　注意欠陥多動障害（AD/HD）の症状

集中することが難しい	細かいことをよく見ることが難しい 集中を続けることが難しい
気が散りやすい	何かをしていても、ちょっとした他のことに気をとられやすい
動きまわる	走りまわること、高いところに登るなどのことが多い
衝動的な行動	出し抜けにしゃべる 順番を待つことが難しい

表 2-2　注意欠陥多動障害（AD/HD）の基本的な特徴

順序立てることが苦手
周囲の状況に自分の行動を柔軟にあわせることが苦手
見通しのある適切な行動をすることが難しい
待つことがつらい
必要な情報だけに気を配るということが苦手

間よ」と声をかけても、やめようとしないということもしばしばあります。集中力を適切に他のことに移していくことが難しいのです。あるときは、やらなければならないことをやっているのに、ちょっとしたことに気を散らしてしまいます。例えば、話しかけられると、そっちのほうにすっかり集中力を移してしまうか、あるいは、話しかけられたことにまるで気を配れないか、どちらかなのです。

表2－1のようなことが症状として現れるのですが、ま

とめると集中力をうまく使っていくことがむずかしいという印象です。こういう子どもたちには、あらかじめ自分の行動と周囲との調和をはかるルールを決めておきましょう。子どもたちがルールを理解しているときでも、毎日の生活の中でルールをうまく守れないときがあります。そうなると、その集団の調和が乱れてしまったり、その次に本人がすべき行動がうまく思い浮かばなかったりします。

そういうときは、さっとルールを思いだせるような声かけをします。このときに大きな声で素早く声かけをすることが重要ですが、怒りの感情をさしはさんで声かけをしてしまうことはやめましょう。そうすると、感情に反応してしまい、子どもは落ち着いた行動がとれないようです。いきなり「今は、こうするのよ」「こうしなさい」と言われると、行動することができません。子どもに合った適切な課題なら、子どもは納得したときにこなしていけるのです。

また、うつ病の集中力がない、焦燥のためじっとしていられないという症状は、ＡＤ／ＨＤと間違われてしまうことがありますので注意が必要です。

ＡＤ／ＨＤとうつ病を区別することが大切です。また、ＡＤ／ＨＤの子どもは、うつ病を伴うことが少なくありません。ＡＤ／ＨＤとうつ病が同時に起こっていることもあります。ＡＤ／ＨＤの子どもが、年長になってからうつ病になることもあります。ＡＤ／ＨＤ

とうつ病は、子どもの場合、関連の深い状態なのです。

集中困難との関係

子どもは、大人に比べて一つのことに集中することが難しく、気が散りやすいという面があります。「うちの子は、一つのことをやりだすと、ずっとやめることもできない。話しかけても聞こえていないみたい」というのも、集中力のコントロールがうまくいかないということです。また、適切に次の活動に移ることができないというのも、集中力の問題の可能性があります。

「多動な子どものことでしょう、うちの子はそんなことはないからAD／HDではありません」とおっしゃるお母様方もいらっしゃいますが、多動のないAD／HDのタイプもあるので、動き回ることがないからといってAD／HDではないとはいえません。多動のないタイプの子どもは、ぼんやりとして夢見がちのようにみえます。

つまり、集中することが難しいこと、動き回ることが特徴的な症状とされているので、その症状がなければ大丈夫だと思いこむのは危険です。集中が難しいのは、見通しをもって問題を解決していくプロセスをとることが難しいということなのです[1]。思いついたことをいきなり話してしまったり、何に注目してよいかわからなかったり、自分の行動（毎日の朝の支度から学校での課題をこなすことまで）の手順にそって行動することができなかったりするのです。

ＡＤ／ＨＤの子どもの多くは、外からの情報を処理できるような状態で記憶として保っておくのが難しいようです。「うちの子は記憶力はいいわ」と思われているかもしれませんが、それで安心してしまってはいけないということもあるのです。ものごとを単に記憶するだけでなくて、適切な情報を次の行動に導くために生き生きとした状態で記憶しておくことが難しいケースがあるのです。

ＡＤ／ＨＤは集中困難の症状から診断しますが、集中困難は、うつ状態からも不安からも起こることがあります。また、学習障害があることで授業に集中できずにいることもあれば、広汎性発達障害で何に集中すればよいのかがわからずにいることもあります。

繰り返しますが、ＡＤ／ＨＤの子どもにとっては、見通しをもって行動していくことは、難しいことである場合が多いのです。だからといって、ＡＤ／ＨＤであるということを悲観的に考える必要はありません。この子には、こういう特徴があって、こういうふうに育てていけば、親子ともに混乱なく過ごしていけるのだという見通しを見つけることこそが大切です。ＡＤ／ＨＤでなくとも、子どもの行動には困ることは多いものです。そういうときにもＡＤ／ＨＤの子どものための対処法は役立つものだと思います。

AD／HDの治療について

さて、AD／HDについての治療ですが、目標とするのは個々の症状をどうするかではなく、子どもの学校での生活や子どもの友人関係がうまくいくようにすることを中心に考えましょう。子どもが家族とよい関係をもてるということも目標のひとつに考えるべきことです。家族は、自分たちのことだからと後回しに考えてしまったり、母親がうまくいかないのは自分のせいと考えてしまうことは少なくありません。家族との関係をうまくいかせることも考えていってください。

AD／HDの治療に当たっては、薬を用いるかどうかということを決める必要があります。それにはご両親の考え方が重要になってきます。実際、AD／HDに効果のあるといわれている薬が何種類かあります。病院やクリニックに行くと薬を服ませるよう言われるので、行きたくない、という御両親もあると思います。しかし、薬という選択肢もある、と思ってください。薬はどうしても服ませなければならないものではないのです。

そういった判断のためには、まずAD／HDについて理解することが必要です。子どもの行動の特徴を知って、どうすれば子どもの行動がその場に合ったものになるのか、どう子どもの行動を理解して対応すればよいのかということを知るのが大切になるのです。つまり、薬を服用してもしなくても、子どもを理解し対応することが重要であるということです。

薬の治療が効果があることは確かですが、同様に行動療法が効果があることも実証されています[2)]。それを踏まえて、この薬が子どものどんな面に有効なのかということを知った上で、薬の服用について考えるとよいでしょう。

周囲の理解も必要です

また、ＡＤ／ＨＤについて理解することは、子ども自身にとっても必要ですし、周囲の人に理解してもらうことも必要です。おじいさんやおばあさんが、どう接していいかわからないで困ってしまうということはよく聞きます。

学校の担任の先生に適切なサポートを受けると、子どもはできることが多くなって自分に自信がもてるようになります。このため、クラスにサポートの先生を配置してくれることもあります。特別に個人指導を受けることも、希望すればできるような制度があります。子どもは、うまくできたと思える時間をもてるようになると、心理的にも安定して、またできることが増えていくようです。

このように、子どもの行動にどう対応するのかというのは、とても重要なことです。子どもが困った行動をしたときにどうすればよいのかというのは、みなさんが普通に考えることでしょう。でも、子どもがうまく行動できたときにどうするのか、ということも大切なことです。

子どもが困った行動をしたとき、感情的になって怒って、終わりというのはいけません。親が感情的になるということは、子どもにとっては親が自分に注目してくれていることになってしまいます。子どもは、親の関心を引きたいという気持ちが強いものです。叱られることと黙っていられることのどちらかを選ぶということでは、子どもは叱られるほうを選ぶでしょう。ですから、困った行動には、「それはしないで」とさっと言い、さらにしてほしい行動を続けてさっと言うのです。ここが大切です。

子どもは、退屈が嫌いです。何もしないでいることができません。何かを「しないで」とだけ言われると、どうしてよいかわからなくなり混乱します。親が感情的になって怒るだけで終わってしまうとどうなるでしょうか。子どもは自分が注目されていると認識し、さらに注目されるようにどんどん困った行動を何度も繰り返すようになってしまいます。

だから、子どもの困った行動をさっとやめさせて、適切な行動をさっと指示して、適切な行動ができたときには、子どものやっていることを一緒に興味深く見て、ほめることが大切であるというわけです。子どもにとっても、自分に注目されるならば、ほめられて注目されたいと思うものでしょう。叱られたくはないものです。子どもが不安であるときには、薬だけでなくてこのような周囲の対応が効果的です。特に、不安や反抗のあるときには、そういえるでしょう[3)]。

薬の種類と使い方について

さて、薬について説明します。メチルフェニデイト（商品名：コンサータ）は、その効果について広く認められています。アトモキセチン（商品名：ストラテラ）は、ノルアドレナリン再取り込み阻害剤でＡＤ／ＨＤに効果があります。メチルフェニデイトは、眠れないこと、食欲のなくなることという副作用がよくいわれます。アトモキセチンは吐き気や眠気の副作用が起きます。

メチルフェニデイトは、服用した日にすぐに服用量に応じた効果がみられます。アトモキセチンは、週単位で効果があるかどうかをみる必要があります。副作用がないかどうかをみながら服用量を１、２週間単位で増やしていって、同じ量でも６～８週間継続して服用したところがもっとも効果がみられるといわれています。つまり、アトモキセチンは、治療用量に達してから何週間かは継続してみないと効果があるかどうかを知ることができません。

ＡＤ／ＨＤに不安障害やチックをともなうときには、アトモキセチンが第一選択になります。また、メチルフェニデイトを服用した子どもが、気分が不安定になってぽろぽろ涙をこぼしたりするようになることがあります。このように、メチルフェニデイトは効果がはっきりしていますが、副作用も子どもにとってはつらいというのが実感です。どちらの薬剤を選ぶのかは、個々の選択になります。

メチルフェニデイトの副作用として、前述した食欲低下と不眠のほか、チック、気分の不安定、いらいら感が起こります。メチルフェニデイトで攻撃性も治療されることがあります。しかし、子どもによっては情緒の不安定はみられます。副作用があれば、メチルフェニデイトの用量を減らしますが、副作用が出ない量では効果も現れないことがあります。

寝つきが悪いときは、抗ヒスタミン剤を加えることもひとつの方法です。しかし、睡眠がとれないことは、メチルフェニデイトを服用する前からのＡＤ／ＨＤの子どもがよくもっている特徴であることもあります。抗ヒスタミン剤は、鎮静作用が期待できますが、子どもの場合は興奮してしまうことがときにみられます。

アトモキセチンの副作用としては、消化器症状、眠気、食欲低下がよく起こります。用量を調整することでこれらの副作用に対処することができますし、時間の経過とともに副作用は減じていきます。また、用量をゆっくり上げていくことで眠気の副作用は少なくなります。

コンサータは朝に服用して夕方か夜まで効果が続く薬です。メチルフェニデイトの効果があると考えられる日中の情緒が不安定であるのか、メチルフェニデイトの効果が切れた夕方以降の多動／衝動性なのかを区別しなくてはなりません。夕方に行動がうまくいかないのは、薬を服用する以前からのことであるかもしれません。また、日中の行動が薬によって改善してしまうので、薬の効果が薄れてくる夕方以降の行動が余計に目立ってしまうように家族に感じられるのかもしれません。

●症例４●AD／HDとうつ病が関連しているD君

D君は、歩き出したときから、動きまわって目が離せない子どもでした。しかし、不思議と迷子にはならずに、母親のところに戻ってきていました。３歳で幼稚園に入園したとき、母親は心配でした。でも、みんなが座って先生の話を聞いているときには、そわそわ手足を動かしてはいましたが、座っていることができたのでほっとしました。しかし、長い話を聞いてはいないようでしたが、先生の話がわかっていなくても、工作をしたり、絵を描いたりということは、周りの友だちを見て普通にこなしていました。

幼稚園では、年齢に合わせて先生がそのたびに指示をしてくれたので、D君は混乱せずに課題をこなすこともできました。家に帰ってからもD君は退屈にしているのがいやで、習い事をするようになりました。ピアノ、バイオリン、水泳、理科教室などに通っていました。

小学校に入ってからも習い事も続け、また、学校で授業を聞くことができないので、母親と一緒に漢字の練習をしたり、計算問題をするような勉強もこなしていました。3年生になると、クラスのみんなも落ち着いて、先生の指示もよく聴いているようになったのですが、D君の隣におしゃべりな男の子がきて「今、それをやるんじゃないよ」「どうして、これをしてないの」と言われるようになりました。D君は気にして、母親との家での勉強をもっと一生懸命やるようになりました。

また、授業中に何をしたらよいかがわからないので、ノートにはいっぱい予習をしておきました。母親は、不安が強くなってきているD君のことを心配していましたが、一生懸命勉強するよう手伝っていました。でも、夏休みの終わり頃、元気がないような様子がみられました。

そして、9月になってから、夜になっても寝ようとせず、そわそわしていることが多くなりました。「自分は何もできない」と言うようになり、朝、学校に行くことができなくなりました。家にいてもそわそわと落ち着かず、「自分なんていないほうがいい」と言い始めたので病院にかかり、アトモキセチンの服用を開始しました。

学校には、母親がついていくと不安もおさまって授業も受けられます。そこで、母親が毎日ついて登校しました。授業中、次にしなければいけないことがわからなくなると、母親が教科書のページを示してくれるので、課題が少しずつできるようになりました。それで、家で勉強するのはしばらくやめることにしました。でも、友だちとは話せない日がずっと続き、家に帰ると落ち着かず、家族とはうまくいかなくなってしまいます。

しかし、アトモキセチンを服用して1カ月くらい経った頃から、家族との言い争いが少なくなりました。また、授業中も次にしなくてはいけないことがわかるようで、落ち着いて過せるようになりました。だんだんと友人が話しかけてくれると返事ができるようになり、母親は校門のところまで送っていくだけで、不安なく教室に向かえるようになりました。

自閉症と「うつ」

自閉症の特徴

自閉症には三つの特徴があります。自閉症の鑑別診断（診断するために見分けなければいけない疾患や状態）としては、精神発達遅滞や注意欠陥多動障害（ＡＤ／ＨＤ）、学習障害などがあります。これらの子どもたちも、自閉症や広汎性発達障害の子どもと同様に友人関係がうまくいかない場合があります。だから、友人関係がうまくいかないからといって、すぐに自閉症、あるいは広汎性発達障害と考えることはできません。

さて、三つの特徴の一つは、対人関係や人との相互のやりとりの難しさです。これは、単に友だちが少ないとか、AD／HDの子どもが友だちの言うことを聞かずに自分のしゃべりたいことをしゃべりすぎて友だちとの関係がうまくいかないということとは違います。子どもは、自分の楽しみや興味のあることを親しい人に見せて、自分から共感を求めようとするのが普通です。しかし、そういった共感性を求めるのができにくいことが、対人関係の難しさとなって現れてくるという特徴があります。親しい人に対しても、自分の感情や情緒をわかってもらおうとする行動をとることが難しいのです。

二つめは、ことばの発達、コミュニケーションの問題です。ことばを知っているかどうかということよりも、他の人と会話をすることができるかどうかの問題です。つまり、ことばだけでなく身ぶりや動作、表情などで、他の人に自分の意志を伝えようとするかどうかということです。

自閉症の子どもたちは、他の人の意志を理解しようとすることも難しいですし、自分の意志を伝えることも難しい。また、自分の話したことや自分の動作や声の大きさなどによって相手がどう思うだろうかということを想像することも難しいのです。

三つめは、遊びも常同的で、想像力を発揮して楽しむことが少ないということです。上記の三つが自閉症にとって最も特徴的なものです。

幼児期の特徴

さて、幼児期の自閉症の特徴としては、「共同注視」(Joint attention) と「見立て遊び」(Pretend play) の発達の問題があります。共同注視と見立て遊びは、幼児期の社会性の発達段階で、ほとんどの子どもに見られるものです。共同注視は、親しい人と目と目で見つめ合い、子どもの興味のあるものを指さして、指さしたものへの興味やそれまでの体験を親しい人と共感するということです。これは、たいていは1歳6カ月くらいまでに現れる発達です。共同注視のみられる前に、欲しいものを指さすといった目的のための指さしがみられます。それからしばらくして、自分の興味のあるものを他のひとも興味をもつことを望んで指さしをします。共同注視がみられないことは、幼児期に自閉症ではないかと考えるときの指標となります。

見立て遊びは、遊びの楽しみ方の一種です。おもちゃは、それ自身が何かを見立てるように作られています。例えば、男の子は、ミニカーを見ると手にとって走らせてみようとしますし、女の子は人形を見ると抱いてみます。また、何人かで、ままごとのように役割をつくって遊びを発展させていきます。ところが、自閉症児は、おもちゃを見立てることが難しいのです。ミニカーを、「くるま」と言うことができたとしても、それを走らせる真似をするということをしないということが多いのです。

自閉症は、軽いものから重症までさまざまな症状があります。他の人と目を合わすことができず、他の人と情緒的に交流することがない自閉症児もいます。また、時には周囲と交流し、いつもではないけれど他の人と目を合わせたり微笑みを交わしたりできる自閉症児もいます。そして、自閉症児の社会的行動は、子どもの自らの状態で現れ、他の人が引き出そうとしても難しいことが多いといえます。

ことばをどれくらい使えるかということも、子どもの重症度に応じてさまざまです。話しことばのまったくない子どももいますが、話すことはできる子どももいます。歌やテレビのコマーシャルを真似して繰り返すことをする子どももいます。

自閉症児に特徴的なことは、話しことばの質です。話しことばのリズムやイントネーションが特別なこともあります。時には反響言語（言われたことばをそのまま繰り返す）が現れます。また、意味のないリズムで話すこともありますし、特別な言い回しをすることもあります。話しことばで他の人との会話にしていくことが難しいのです。

知的な発達が特別な領域ですぐれている自閉症児もいることはよく知られており、自閉症児は、ときに絵画や音楽に特殊な能力をもつことがあります。

自閉症児の遊びには、特徴があります。前述したように、ものを何かに見立てて遊ぶということはしませんが、決まったかたちの遊びで何かを繰り返したり、ものをきちんと並べたりということをします。おもちゃを何かに見立てて楽しむというのではなく、おもちゃの部分そのものに興味がいってしまうのです。そして、常同運動（同じ運動を何度も繰り返す）、同一性保持（特定の同じことの繰り返しにこだわる）、興味の限局がみられます。

また、自閉症児は、他の子どもと交流することをしないで、ひとり遊びをすることが多いようです。前にも記したように、決まった行動をいつもしています。周囲の人とは、変化がなく子どもにとって予測できるようなものでないと交流することができません。自分の予測したことと手順や順番が違ってしまうことがあると、強く不安な感情が起きてしまうのです。

かんしゃくが起きるのは、日常の手順を乱されたようなときです。かんしゃくが起きたときには、周囲は大変対応に困るものですが、子ども自身が予測している手順を理解し、その順番をくずさないようにするのがよいでしょう。周囲がいつも同じでいてくれることが、子どもにとっては安心できることなのです。だから、予測のつかない変化に感情的になってしまうのです。

早期に療育的対応をすることが大切

ソーシャルスキルの発達の特異さが、自閉症の特徴です。具体的には、幼児期早期に目を合わせることが安定してできないこと、指さしや指し示す動作をしようとしないこと、他の人と一緒に遊ぶことをしないこと、他の人に微笑まないこと、他の人に共感を求めないこと、他の人に興味を示さないことなどです。

このような特徴は、幼児期に早期にみておく必要があります。ただし、このような特徴があっても、「だいじょうぶ」と言われることもあるかもしれません。なぜなら子どもの発達には個人差が大きいものですから、成長とともに解決することもあるからです。しかし、もし楽観的な予後を考えたとしても、自閉症の疑われる幼児には、できるだけ早期に療育的対応を始めたほうがよいと思います。たとえ、将来的には自閉症ではなかったとしても、幼児期早期に療育的対応をすることは望ましいことです。

幼児期には、ことばの変わった使い方、ことばに興味を示さないこと、同じ動作を繰り返すこと、新しい状況に慣れることがないこと、周囲の人の動作やことばを真似ることのないこと、想像して遊ぶことがないこと、などの特徴を子どもが持っている場合は、子どもの発達の様子を注意深く見守る必要があります。

1歳前後には、視線の合わないこと（子どもは興味のあるもの、関心のある相手のことを見つめるものである）、指さしをしないこと（子どもは自分の興味のあることを親しい人に指し示して共感を得ようとするものである）があれば、専門家を訪れてほしいと思います。社会的コミュニケーションの特徴は、より早期の乳幼児期により明確にわかります。少し発達することによって自閉症に特徴的といわれる常同運動や特異的なことばの使い方がみられるようになります。

いずれにしろ、早期に療育的対応をすることが、本当に望ましいことです。「視線の合うときもあるから」といって結論を先延ばしにしたり、療育を待ったりすることは望ましくありません。自閉症の子どもが視線を全く合わせないというわけではありません。子どもは、こちらから働きかければ喜んでこちらを向くのですが、自閉症児は、視線が合うことがあっても、それが子ども自身からのものであったり、周囲からの働きかけに反応してのものであることは少ないのです。

ことばかけを頻繁にしよう

さて、自閉症児は、他の人がどう感じたり考えたりしているかを理解することが難しいといわれます。この特徴を説明しようとするのが「心の理論」（Theory of Mind）です。また、自閉症児はものの全体の形を見ずに特別な細部に注目します。これは、「統合的一貫性」(Central Coherence)の問題であるといわれています。このように神経心理学的に自閉症の特徴をとらえようとする試みを知っていることは、自閉症児の特徴を理解するのに役立ちます。

自閉症の治療は、早期の療育的対応です。何をするのかということですが、話すことへの治療です。ことばの治療をすると、ことばの能力と社会機能の両方を改善させます。具体的には、子ども自身が見ているものに合わせて、ことばかけを頻繁にしていくことです。毎日の生活の中で子どもが安心してやっていることをことばにして話しかけていきましょう。

例えば、「着替えましょう」とだけ言うのではなくて、

「さあ、着替えましょう。パジャマを脱いで、そう、ボタンをはずすのね。上からはずしましょう。ひとつ、ふたつ、三っつ、四っつ、五つ、さあ、はずれた。右の袖から脱ぎましょうか。そう、右の肩を上げてね。そう、肘をもう少し上げて、左の手で。さあ、パジャマの襟のところをもってね。そう、右袖を脱げたわ。今度は左、左手で脱げちゃえるわね。これが、きょう着るTシャツ。そう、手を通して。右手、左手、さあ、頭からかぶって。わあ、お顔が見えました。お腹をかくすよ、裾をきれいに下ろしてね。まあ、よく

できました」

と、子どもが日常の中で安心してできる動作を意識して声かけをしていくのです。

子どもが、何か要求をするときに、家族の手をそこへ持っていったりしたときはチャンスです。

例えば、冷蔵庫に母親の手を持っていったときは、麦茶がほしいことが多いのであれば、子どもがそうしたとき、

「麦茶がほしいのね。はい、麦茶を冷蔵庫から出すわ。はい、ここにありました。コップに入れるわね。コップはどこかな、食器棚の中ね。棚の戸を開けて、一番上の棚にコップはあるの。いつものクマさんのついたコップね。そう、テーブルの上に置くわ。はい、麦茶をコップに注ぎます。どれくらいかな。こぼすといけないから、これくらいね。ほら、両手でもって。喉が乾いていたのね、麦茶おいしいね」

と言うのです。

自閉症の子どもは、周囲からの働きかけにはなかなか反応しないことが多いのですが、全く周囲と関係をもたないわけではありません。安心できる場所で安心できる人が自分の行動パターンを守ってくれるときに周囲とのかかわりができるのです。毎日の生活が彼らの予測できるものであると、安心して自分の力を発揮できるし、発達していきます。かれ

らの行動パターンを考えて生活し、ことばかけをしていくことです。生活を安心したものにするのは、毎日の生活をその日の都合でむやみと変えたりせずに、順序を追って彼らが理解するのを手伝うようにするとよいでしょう。

また、周囲の人が子どもの関心のあることについて積極的にことばかけしていくことで、彼らは周囲への関心をもつことが多くなります。最終的な目的は、子ども自身が周囲の人やものを意味あるものとして見て、周囲の人と同じ行動を楽しく興味をもってできるようになること、適切な指示に従えるようになること、自分が迷ったときも不安にならずに適切な行動ができたり周囲の人からの指示を受け取れるようになること、友だちや家族とうまくやっていけるようになることなどです。もちろん、子どもを理解することは重要なことですが、子ども自身が周囲を理解できるようになることが、本当の意味で彼らのためになるのです。

療育的対応には家族の役割が重要であることはいうまでもありません。家族は療育的対応をする最高の存在なのです。安心して接することができる人ですし、継続してかかわることができます。

さて、自閉症の子どもには、うつ気分や不安、強迫がみられることがあります。不安や強迫を治療することは、行動が改善するだけでなく、ソーシャルスキルも発達させます。

ソーシャルスキルが十分でないことが彼らを不安にさせているのかもしれませんが、不安にとらわれてしまっているからソーシャルスキルの力を発揮できないのかもしれません。つまり、不安から、ソーシャルスキルが発達していかないのかもしれないのです。

不安に対する薬物療法は、積極的に考慮されていいものでしょう。薬物療法に対しあまりに慎重になりすぎると、子どもを不安の中に閉じ込めてしまう可能性もあります。

アスペルガー症候群

アスペルガー症候群が自閉症と違っている点は、ことばの発達に大きな問題のないことです。しかし、コミュニケーションの非言語的な面、すなわち表情だとか身ぶりだとかを受け取ることが難しいようです。また、自分が表情や身ぶりで自分の表現したいことを相手に伝えるのも難しいことが多いです。そして、自分のしている動作や表情が周囲にどのように受け取られているかというのを気にすることも苦手です。こうしたこともあって、対人的な相互関係が難しくなってきます。そして、限られた繰り返しの行動パターンで他の人と接するようになり、ひとりで行動するときも行動パターンが限られています。

アスペルガー症候群の人は、時に反抗的であったり、気分が不安定であったりします。ソーシャルスキルが十分でないから反抗するのかもしれませんし、反抗する行動パターンで人と接するので、ソーシャルスキルが発揮できないのかもしれません。また、気分が不安定であり、時にうつ状態ですが、うつ状態であることで周囲の状況を適切に受け入れることが難しくなるのでしょう。うつ状態への治療が、子どもの考えを限定的なものから柔軟なものに変える可能性があります。

発達性協調運動障害とうつ病

全身運動や手先の作業が不器用な子どもたちに、発達性協調運動障害がある場合があります。

臨床的には、運動面だけの協調の難しさだけではなく、視覚認知の難しさ、そして視覚的に認知して次の運動に反射的にもっていくためのプロセスの難しさも同時にもっていることが多いのが特徴です。自分でボールを投げたり蹴ったりすることだけが難しいのではなく、野球やサッカーでは相手がどこに投げてくるか、蹴ってくるかということを認知することが難しく、また、相手の動きやボールの動きに合わせて自分がどう動けばよいだろうかと判断することも難しいのです。

ＡＤ／ＨＤや広汎性発達障害に伴うことも多いのですが、全身運動がうまくいかないことや手先の不器用さがあると、字を書いたり絵を描いたりが難しいので、自分の思ったことを表現することが難しいのです。それとともに、自分に入ってくる情報をうまく受け取ること、そして受け取った情報を統合して次の行動を組み立てることも難しいようです。もっとも、これは、発達性協調運動障害の特徴なのか、AD／HDや広汎性発達障害の特徴なのか迷うことも少なくありません。

子どもによって、発達性協調運動障害の症状はさまざまです。例えば、立ったときや座ったときの姿勢が不自然な印象を与える子どももいれば、歩く運動がうまくいかない子ども、球技などがうまくいかない子ども、字がきれいに書けない子ども、図工がうまくいかない子どもなどもいます。

●症例5●不器用さが幼少期からみられたE君

E君は、赤ちゃんの頃からはいはいをしないで歩き始めも遅く、歩き出しても転んでしまうことが多く、母親は心配していました。また、おしゃべりも遅く、3歳を過ぎたころに話しだしたので、母親はほっとしました。

幼稚園に通うようになりましたが、着替えもうまくできません。ボタンをはめる、靴の紐を結ぶというのはE君にはなかなか覚えられないことでした。それで、母親がきちんと洋服を着せて出かけさせるのですが、帰りに迎えにいくと、シャツがズボンからはみ出ていても平気そうにしていました。幼稚園でプールなどで着替えをひとりでしなくてはいけないときは、脱ぎ着の簡単な洋服を着せましたが、帰りには前と後ろが逆であったり、ズボンのチャックを閉めることもできていなかったりという状態でした。幼稚園では絵が上手に描けないで、また園庭での運動もできず、小さな怪我がいつもありました。

小学校に入学しましたが、字が上手に書けません。きちんと書くように言うと怒りだしてしまいます。仕方がないので、書けるだけでもいいと考えて、母親はうるさく言わないようにしました。しかし、学校のテストでも字が汚くて教師が読めないために点数が取れないこともあり、そういうときには教師に対しても腹を立ててしまいます。母親は、E君に怒らないようにといつもたしなめていました。

一方で、動き回ってばかりいて、体育は好きだと言います。他の子どもたちと比べてできないことが多いのですが、E君はじっとしていることがきらいで、動き回っていても叱られない体育の時間が叱られない時間なのだろう、と思えました。

また、小学校に入った頃からおしゃべりになって、教師が話している途中でも大きな声でE君が話し始めてしまいます。そして、算数の計算や漢字の書き取りなどは、よく覚え、字はきれいに書けないけれどテストはよくできるようになってきました。

成績がよいので、母親が小学校4年生から塾に入れました。塾の勉強はできて、どんどん上のクラスにいきます。小学校高学年に進むにつれて、あまり動き回らなくなり、友だちと遊ぶこともなくなっていき、勉強ばかりするようになりました。

中学は、成績がよかったのでトップクラスの学校に入学しました。中学校に入学して宿題を教師に見せると、いつも「きちんとていねいに書くように」と言われるようになりました。また、E君自身は体育が好きなので、バスケットボール部に入りました。同級生は小学校のときからバスケットボールを練習してきた子ばかりでした。そんな同級生にE君は話しかけるのですが、会話に加わることが難しく、ひとりぼっちでいることが多くなりました。そこで、家族は、もうバスケットボールはやめるようにというのですが、E君は、「一度始めたことはやめてはいけない」と、やめようとしません。

ある日、学校からの帰宅中に車をよけようとして転んでしまい、捻挫をしました。救急病院を受診してギブスをしてもらったのですが、その翌日から学校へ行けなくなりました。どんなに眠っても疲れた感じがして、朝は起きられず、数学の計算は好きでやっていましたが、数学の教科書を見る気もしなくなり、動くこともおっくうになってしまったのです。そして、一日中、自分の部屋から出なくなりました。おしゃべりだったのに家族とも話さなくなりました。E君は、もうどうしようもないと感じていました。

治療の実際

では、どんな治療を実施するかということですが、あまり統合する能力が高度な課題を選ばない、複雑な課題を選ばないということが大切なのではないでしょうか。いきなりキャッチボールをするのではなく、ボールを投げることを練習するのが最初の一歩です。次の一歩は、本人が動かないでもボールを受け取るようにして、本人が受け取りやすいように正面にゆっくりしたボールを投げ、受け取らせることです。自分が身体を動かしてボールを取ることになると、自分がボールに追いつくということとボールをキャッチするということの両方の運動を統合しなくてはならないので、ボールに追いつくことに気をとられてしまい、ボールをキャッチする練習になりません。

その次の一歩は、いろいろな場所からボールを同じ位置にいる受け手に投げることです。そして、その次に本人の正面でないところに飛んできたボールも身体を動かして捕るということをします。そうして、キャッチボールをしてみるのです。

このように、自分だけが動いて対象が動かない運動をまず練習するといいと思います。姿勢を考えて立つこと、歩くこと、斜面を登ることから始めて、いろいろな姿勢をとることなどが最初の練習としてはいいでしょう。走り方でも、手の振り方、足で地面を蹴る蹴り方など、ひとつひとつ考えながら、それを本人が身につくまでやるとよいと思います。

そして、あくまでも本人がやりたいと思っていることをするように心がけましょう。「楽しい」「できたね」と声をかけると笑顔が返ってくるようなことを繰り返していくとよいと思います。

さて、Ｅ君は、発達性協調運動障害と診断されてから、〝自分は不得意な面もあるけれど得意なこともある〞と考えるようになりました。うつ病の治療より先に、注意欠陥多動障害の治療を受けました。

友だちに話すときも、焦って話さずにゆっくり相手のいうことを聞くようになりました。少しずつ学校に慣れるように得意な科目から勉強するようにして、学校に戻ることができたのです。

学習障害とうつ病

学習障害という言葉は、いろいろな意味で使われており、このため、混乱を招くこともあります。学習障害は、医学的には、「読む」「書く」「計算する」ことに特異的に難しさがあり、そのことが勉強や生活に明らかに影響していることをいいます。

学習以外のことはできるのが普通です。すなわち、自分の意志を伝えること、自分の身のまわりのことをすること、家事やお手伝い、学校生活における友だちづきあい、周囲に援助を求めること、自分の行動を自分で決めること、自由な時間を楽しく過ごすこと、健康管理、自分の身を守ること（信号を守ったり、火の管理ができたりといったこと）などには、問題がないことが多いのです。

ところで、計算が苦手な人や漢字を書くことが苦手な人はたくさんいます。それは、いろいろな原因で起こります。その中から、仮説として脳の限定された部分の機能がうまく働いていないことから起こっていると考えられる場合に、学習障害を疑います。

「怠けている」「きちんと勉強しないからだ」というように周囲から叱られることが多い子どももいます。確かにこのように怠けている子もきちんと勉強しない子も、漢字が書けるようになりません。また、注意欠陥多動障害などで落ち着いて課題に取り組めないでいると、漢字の学習が遅れることはあります。

さて、学習障害のある子どもは、やる気をなくしていることが多く、〝どうせ自分はやってもダメなんだ〟と思っています。子どもが〝怠けている〟ときも、どうして意欲的になれないのか理由を考えてみるのが、精神医学の立場です。しかし、実際に多くの場合、学習障害の子どもたちは、漢字が書けないでいるときに、叱られているだけのことが多いようです。これではいけません。学習障害の子どもは、適切に教育されないと、きちんと勉強をしなくなってしまいます。

学校に行かないということで、精神科を訪ねてくれる子どもさんの中には、学習障害の子どももいます。勉強ができないことを不条理に叱られても、友だちと交流することが好きで、学校に行って無理をしている子どもたちもいることでしょう。

学習障害とうつ病は関連があります。学習障害は、学校に入学し「読み書き」「計算」を始めたころから明らかになるので、うつ病のほうが後からみられることが多いようです。学習障害があるのに特別な教育がされないと、彼らは努力したことの成果が得られずに、無力感をもちます。また、〝自分はだめだ〟と思うことも多いでしょう。学習障害のある子どもは、学校で勉強を始めたときから、彼らの特徴を理解され、適切に教育されることが望まれます。

学習障害というのは、最初は英語圏で確立された概念です。英語は、26のアルファベットでさまざまな音を表現するので、発音とスペルの関係が複雑で「読み書き」を習得するのが難しいという面があります。日本語と英語は、文法や発音などさまざまな違いがありますが、語音の表記にも大きな違いがあり、音韻の違いもあります。表に大きな違いをまとめました。

表 2-3　音韻の違い

英語	日本語
母音が 15 ある。 a, i, u, e, o とその組合せなどによって、母音をあらわす。	母音は、5 つ。
単語に母音連続はない。	連母音がある。 （あお、うえ、かい、さお）
子音連続がある。	子音連続はない。 子音の後には必ず母音がきて、1 つの字は、子音と母音の 1 組もしくは母音をあらわす。
音節の区別がむずかしい。	かなは 1 つの字で、1 つの音節である。
単語と単語の間にはスペースを入れる。	単語、句、の区別がむずかしい。

英語のスペルを読みこなすには、特有の難しさがあります。この難しさと日本の読み書きの難しさは大きな違いがあります。つまり、漢字を覚えることは難しいですが、英語のスペルの難しさは、また違った難しさです。

学習障害は、読み書きの認知過程の困難ですから、何らかの医学的機能の問題と考えると、英語の学習障害と日本語の学習障害は、異なった認知過程の問題であると考えられるでしょう。日本で育った子どもの日本語の学習障害は、漢字の書字障害が多いといわれています。漢字が苦手だったので、中学校になって英語を頑張ろうとすると、英語の音韻の難しさに一層とまどってしまう子どもたちをみることが少なくありません。
うつ病の子どもたちの病歴をきいてみると、小学校入学の頃から字の「読み書き」が苦手だったということがしばしばあります。注意欠陥多動障害と「読み書き障害」も関連があります。このようにうつ病に関連のある疾患同士が、相互に関連しているのです。

●症例6●小学校低学年から漢字が書けないことを悩んでいたF君

F君は、小さい頃からいつも笑顔の明るい性格でした。3歳から保育園に通いましたが、友だちともよく遊び、元気に過ごしていました。小学校入学後、国語の教科書を音読するとき文章を記憶して話しているようでしたが、文章の意味もよく理解されていたので、母親はそのまま様子をみました。

小学校4年生のときでした。漢字一文字の音読みと訓読みを答えるようにいっても、本人は黙りこんでしまうのです。文章の中に漢字が入っているときには、読むことができるのですが、教科書の音読がすらすらといかなくなり、読み間違いも多くなり、教師から家で何回も練習するようにといわれました。そして、このころから家で勉強する時間が少なくなって、学校での漢字の書き取りのテストはほとんどできなくなりました。それでも友だちは多く、学校から帰るとすぐに近くの公園に遊びに行っていました。

小学校5年生になって、厳しい担任に変わりました。漢字のテストは毎日の日課で、その日のテストが終わると次の日の漢字テストの課題が示されます。クラスメイトのほとんどは、テストで出される漢字が知らされているので、家で予習をして書くことができました。

F君も、教師から言われた漢字を家で何度も書いてみます。しかし、教科書を見て書き写すのに長い時間がかかってしまい、母親が後で見ると、教科書を見て書いていても間違いが多いのでした。その点を指摘するとF君が怒ってしまうので、困っていました。

家での書き取りに時間をかけてもうまくできないのですから、学校でのテストではほとんど書けません。そして担任教師からは、放課後も教室に残って、その日のテストの漢字を10回ずつ書くように言われるようになりました。ノートに書いた漢字を教師に見せ、間違いを赤で訂正され、それをまた書く、ということを繰り返しました。

そんなことが続いたある週末。F君はぼーっとして何もしなくなり、食事もとらず、ごろごろ寝てばかりいるようになりました。月曜日の朝は「頭が痛い」ということで学校に行けませんでした。おしゃべりだったF君が、家でも何も話さなくなりました。F君は、漢字の読み書きも絵を描くのも苦手でしたが、本を読んだりするのは好きで、マンガはとりわけ好きでした。しかし、母親が新しいマンガを買ってあげると誘っても、「いらない」と言います。それまでは、家にいるときは好きなマンガを読んでいたのに、マンガを手に取ることもしなくなりました。

漢字とアルファベットの違い

さて、アルファベットを使う言語の学習障害は広く研究されています。英語の読み書き障害は、音韻の問題であると考えられています。一方、漢字の書字は、英語のような音韻のプロセスでなく、違った書字体系のプロセスがあるといわれます。視覚認知過程が漢字には必要です。ひらがなやカタカナは、ひとつの字がひとつの音節になっているので、音韻の認識はむずかしくないだろうと考えられます。しかし、アルファベットにも漢字にも視覚認知、音韻認識、および言葉の短期記憶が必要であるともいわれます[4]。

英語の音節は、アルファベットの一文字もしくはアルファベットの文字の連続で表わされます。漢字は、ひとつの文字がひとつまたは複数の音節です。そして、ひとつの漢字で、音読み訓読みといった複数の読み方をします。また、漢字を読むには、視空間認知能力が使われます。漢字の読字障害は、漢字から音節への変換、そして漢字から意味理解への変換過程の障害が特徴です。漢字は、音韻よりも意味に基づいた表記です。音韻を意識して聴くことが、読字を改善させるという英語やアルファベットのような理論だけではうまくいきません[5][6]。

漢字は同音意義語がたくさんあります。いくつかの漢字が同じ読み方をして、意味は違うということが漢字の特徴です。漢字はいくつかの画が部首をつくり、部首がまとまってひとつの字になっています。視覚的に漢字を分析して見ることが漢字の読みには重要な過程です。漢字には、ひとつの字にその音韻的読みとその字の意味の情報が両方含まれています。そのどちらかができなくても読字ができません。子どもに同じ字を何度も書き取りをさせますが、画や部首の成り立ちを理解し、それをひとつの字に構成することを子どもが学ぶことができればよいでしょう。漢字の構造を視覚から理解することが、とても重要になります。それから、字を書くことを微細運動としてできるということが、字の長期記憶に重要です。つまり、字を書写できるということが、字をすらすらと読むことに関連してくるのです[7)]。

小学校では、漢字の書き取りを何度も繰り返させて、子どもに漢字を教えます。子どもが、視覚認知から漢字の読み方がわかり漢字の意味がわかっていくときには、漢字の書き取りを繰り返させれば字がすらすらと読めるようになっていくでしょう。

しかし、漢字を視覚的に画や部首に分けて認知するということが難しい子どもがいます。書き取りを何度繰り返させても覚えることができないときは、漢字を部首に分けて書写させ、その部首から意味をとったり読み方を知ったりするということを理解させ、それから漢字を部首から組み合わせて形作るようにいくつかのステップに分けて教えなくてはいけません。書写することができない字を何度も書き取りをさせているだけでは、漢字が書けるようにならないだけでなく、読んで意味を知ることもできないのです。

漢字を書けるようになった

F君は、ずっと漢字に混乱していました。一生懸命書いていても、いつも間違いを指摘され、「きちんとやりなさい」と言われてきました。漢字書字障害と診断されてからは、ひとつの画、ひとつの部首を意識して書写するとともに、その意味を覚えていきました。そして、F君は、ひとつひとつの画を意識して書くことができるようになりました。教科書には、母親がふりがなをふってくれました。読むことができると、意味がわかるようになりました。

こうして意味がわかったことで、漢字が複雑なものであると混乱したりせずに落ち着いて見ることができるようになったのです。

不安とうつ病

学校の先生や塾の先生から、「この勉強をしなかったら、どうしようもないことになる」というようなことを言われていませんか。他の生徒は、あまり気にしてないかもしれませんが、真面目な子どもは先生の言うことだからと一生懸命に聞いているので、〝やめるとどうなっちゃうかわからない〟〝やめるのが不安〟という気分から抜け出せなくなることでしょう。不安から出ている行動は、本人をとても疲れさせます。そういう行動をやめても実は不安ではない、という体験をさせてあげるのがよい方法です。

「本人が勉強を続けると言うので」といって、従来通り勉強を続けて不安が解消していけばいいのですが、不安な気持ちが昂じていくようなら、勉強のペースをゆっくりとさせ、少しずつやれたことに自信をもてるようにしていくといいでしょう。

勉強は、家族が「だいじょうぶよ」と言っていても、なかなか子どもは安心できません。学校の先生や塾の先生に子どもの不安を理解してもらうことです。先生方は、勉強するようになってよかったと思っているかもしれませんが、今の猛勉強は意欲的に目標をもってやっているのでなくて、不安にかられて机にかじりついているのだということをわかってもらえるように話すことです。

つまり、学校の先生や塾の先生に家族の意思を話して、先生方にも子どもが不安なく勉強できるよう、勉強のペースを無理のないものにしていくよう手伝ってもらうのが良い方法です。塾の先生から「しばらくゆっくり勉強したほうがいいから、また、できるときにしましょう」と言ってもらえるといいでしょう。

そして、家族が本人の不安を受け入れてあげることも大切です。一緒に勉強しながら、「よく頑張ってきたね」「あなたのペースで一緒にやろうね」と励ましていくとよいでしょう。

不登校とうつ病

子どものうつ病は、不登校とはどうちがうのだろうかという疑問をもたれる方もあると思います。不登校とは、登校していないということだけを言う言葉ですから、学校に登校していないということの背景には、いろいろな理由があると思います。ひとつは、うつ病により意欲がなくなって学校に行くことができない子どもがいると思います。不登校といわれる子どもの多くは、不安から学校に行くことが難しくなっている子どものことを主に言っているときが多いと思います。

子どもに何が不安なのかをたずねてみると、「学校自体がこわい」「制服を着た学生を見ただけで、動悸がして汗が出てきて、その場にいられなくなる」と答えてくれることがあります。さらに、「同級生やクラスメイトと一緒にいると緊張してしまって不安です」「相手にどう思われるだろうかといつも考えてしまう」「何か言われると断ることができない。遊びに行っていいかと言われると、〝いいよ〟と答えてしまう」「後から、お母さんに〝塾があるでしょ〟と叱られ、遊びに来た友だちにもお母さんが怒ってしまう」「困ってしまうことが多い」と話してくれる場合もあります。あるいは、ずっと良い成績できたために、悪い点数を取ったら先生からどう思われるか不安、クラスメイトもどう思うか不安でずっと勉強に気を入れてやっていて、それでもテストになると不安で受けることができない、と言う子どももいます。

一方、いじめられることで、不安になって学校に行けないこともあるでしょう。いじめの問題が解決していないのに、無理に学校に行くようにと言うことは控えたほうがいいでしょう。いじめた相手が教師ときちんと話し合い、もういじめることはしないと約束していじめが解決した後も、いじめられた本人の不安がすぐに解消するわけではありません。いじめた相手とこれからはどのような関係でいるのか、ということに不安である子どもは少なくないのです。

学校で友だち関係などで困ることはたくさんあります。困ったことをきっかけに、また困ることが起きるのではないかと思ってしまうこともあるでしょう。子どもは、学校を欠席し始めるまでに、実はかなり長い期間無理をして学校に通っています。しかし、最終的に無理が続かなくなり登校できなくなるのだと思います。

不安とつきあう手段を見いだす

その反対に、不安があるけれど無理して登校しているとき、それでも学校生活に楽しさを感じている子どももいます。きっとその子どもは、こういう心理状態だと思います。

「友だちの中には、自分のいやなことばかり言ってくる子もいるけど、いつも仲良くしている子は自分を困らせるようなことは言わない。その子と一緒だと安心する。その子とは趣味が同じで、自分がおもしろいと思ったことを話せるのは楽しい。仲良くしている子が他のわがままな子ともつきあうから、そういうときは、自分は無理してその子と話そうとしないで、自分の席で本を読むようにしている。勉強していたりすると真面目だなと周りの子からいわれるし、マンガを読んでいると先生から叱られる、小説みたいなのを学校には持っていくようにしている」

つまり、不安と何とかつきあう手段が見つかれば、学校の友だちづきあいは困ったことばかりではなく、楽しいことだと思えるわけです。緊張して通っている中でも学校が楽しいと思えるのは、不安への対処法がわかり、自分から話しやすい友だちを見つけていけるからだと思います。話しかけてくれるクラスメイトだけと話しているとき、緊張することばかり多くて、返答もうまくできず、いつ話しかけられるかもわからずに不安が昂じてしまいます。一度話しかけてくれたクラスメイトで、話しやすかったと思ったら、じっくり落ち着いて相手の友だち関係をよく見てから、話しかけやすい機会に自分から話しかけてみるとよいと思います。

家族がよくするアドバイスに、「緊張することないよ、誰とでも仲良くしなさい」ということがあると思います。

「友だち関係は緊張する。いい友だちがなかなか見つからない」と不安を抱き、悩んでも、その感情を本人自身も家族も受け入れていくようにすると不安への対処法を考えることができます。そうやって不安に対処することができれば、友だち関係は楽しいことがたくさんあるのです。

頭痛・腹痛、吐き気などの身体愁訴とうつ病

身体愁訴とうつ病の関係をみてみましょう。身体愁訴は、子どものうつ病では、よくみられる症状です。

子どもは、よく身体症状についての訴えをします。同じくらい「うつ症状」も訴えているのに、身体症状のほうをより家族が気にしてくれるということもあります。〝子どもが元気でいるかしら〟と家族はいつも気にかけているからです。あるいは、身体症状の訴えがもっとも子どもがよく訴える症状であるということもできます。

身体症状は、自律神経の症状です（図2－2のA）。頭痛や腹痛、吐き気の訴えは、10代の頃によくあります。子どもは血圧が低く、身長が伸び、身体の成長のみられる時期ですから、自律神経症状がみられるといえます。

精神的に不安や抑うつがあると、それが自律神経に影響します（図2－2のB）。また、身体症状を感じる感じ方も違ってきます。つまり、身体症状が不安になってしまい、〝また、頭が痛くなるかもしれない〟などと考えるようになるわけです。

何かストレスが加わると、不安・抑うつにも、自律神経にも影響します（図2－2のC）。

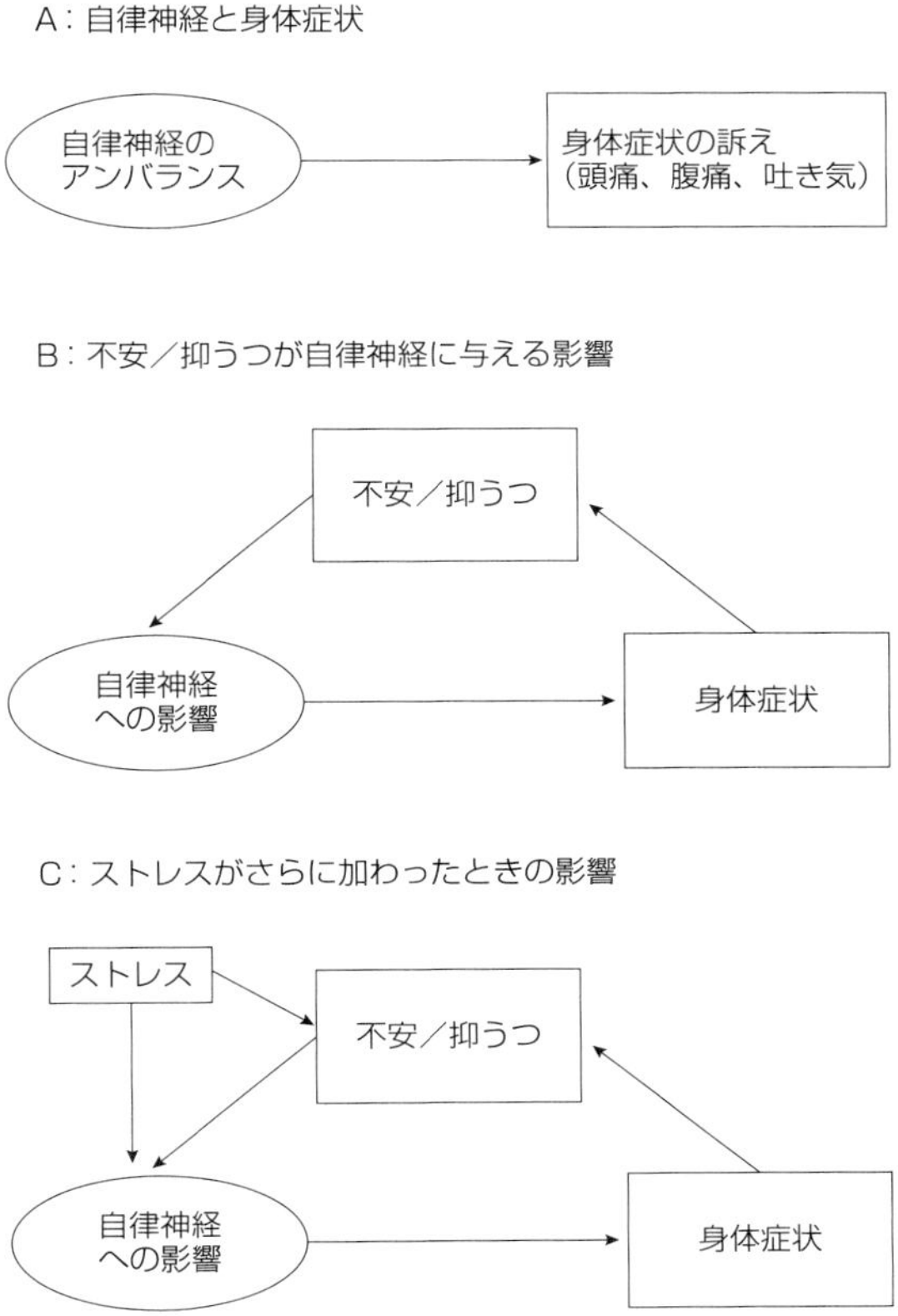

図 2-2　自律神経とうつ病の関係

子どもが、どういう状態で自律神経症状をもっているのか知っておくことは重要です。例えば、長く立っていると頭痛がするときは、横になるとよくなります。うつ症状があって自律神経症状もあるときもそうです。自律神経とうまくつきあいながらのんびり生活していると、気分もよくなっていきます。

しかし、リラックスしようと思ってもできないときや、身体症状も繰り返し訴えるようになるときは、ストレスや不安・抑うつのことを考えてみるといいでしょう。自分ではどうにも対応できないストレスがあって、無力感にさいなまれているとき、このストレスをどう避けることができるのか、ストレスをどうとらえるのか、ということを自分だけで考えるのでなくて、周囲の人からのアドバイスや援助を求めることができればよいと思います。

「いじめ・いじめられ」とうつ病

「いじめ・いじめられ」は、古くからあることです。いじめ・いじめられが現在増えているのか、現代に特有のものがあるのかどうか、都会のほうが多いのか、ということについてはまだわかっていません。また、どれくらいのグループになると、いじめ・いじめられは起こりやすいのか、ということもわかっていません。

どのくらいの年齢が、一番注意すべきときなのでしょうか。子どもたちにきくと、小さな年齢から、いじめ・いじめられは存在します。しかし、10歳を過ぎた頃から、いじめ・いじめられの様子は変わってくるようです。いじめる子どもは、集団の中で強さをもった子どもですが、低年齢の子どもたちの「体が大きい」「力が強い」ということとは違って、集団を操作することのできる子どもが、いじめる子どもになっていきます。

また、男の子と女の子ではいじめ・いじめられの様相が違います。確かに、男の子はより身体的暴力が伴いやすく、女の子は心理的な攻撃が多いということはあるでしょう。それはともかく、いじめ・いじめられに、どのように介入すべきかということは、子どもに関わる大人は知っておくべきです。

マスコミで報道されるのは、いじめ・いじめられの失敗例が多く、いじめる子どもへの叱責ばかりが強調されます。いじめる子どもに、それが身体的に相手を傷つけていないときでも、「相手の心の痛みがわかるよう」反省させなければなりません。しかし、叱責だけではそれはできないでしょう。いじめる子どもは、いじめた子どもに攻撃性を向けています。いじめる子どもが怒りをもつ相手は、実は他にいるのです。それは、特定の人物かもしれませんし、自分を受け入れてくれない周囲すべてかもしれません。それを心理的にどう解決していくのか、攻撃性を弱い相手に向けるだけでは解決ではありません。いじめる子どもの怒りの感情をどう解決していくか、ということだと思います。いじめる子どもが、怒りの感情を心理的に受容できてこそ、いじめた相手の心の痛みがわかるのだと思います。

いじめとは……
繰り返し、
いじめられる子どもに対して、
いじめる子どもやグループが、
意図的に、
攻撃的な行動をすることです。

「いじめ」は繰り返される

いじめられた子どもがうつ状態になることは、理解できるでしょう。いじめられたことと自殺が関連があるということもしばしば報道されています。いじめられたことによって

〝自分はだめな人間なんだ〟〝いじめられる自分が悪いんだ〟〝僕なんていないほうがいい〟と考えてしまいがちです。実際に、いじめた子どもがいじめる相手に「お前が悪い」と繰り返し言っていることはよくあることです。このような〝自分はいないほうがいい〟と考えてしまうような子どもには、うつ病による自殺のリスクがあるだろうと考えられます。

また、うつ病の子どもがいじめられることもあります。いじめる子どもの攻撃にいじめられる子どもが反応すると、さらにいじめが繰り返されることになります。いじめの対象は力の弱い子どもが多いのも特徴で、いじめる子どもは弱い子どもをいじめようとします。

うつ状態で学校に通っていると、周囲からの攻撃に過敏に反応してしまうことになります。すなわち、いじめられる対象になりやすい面があります。また、いじめられたときに、うまく跳ね返すことができないでいます。そうすると、いじめっ子は、また攻撃をしてくることになります。このようにうつや不安は、いじめられと関連が深いということができます。

いじめられた子どもの傷ついた心が、また、次のいじめを引き起こしていきます。いじめは繰り返されるということを理解し、いじめが繰り返されないように早期に見つけ、早期に介入する必要があります。

ところで、いじめ・いじめられとは何でしょう。いじめている子どもに、たずねてみるとこういった答えが返ってきます。

「別に、いじめてるんじゃない、ふざけていただけさ」

「あの子が、そんなにつらいと思っているなんて、知らなかった」

では、いじめている子どもは、いじめているという自覚がないのでしょうか。そうではありません。何度も記しましたが、いじめの特徴のひとつに「繰り返される」ということがあります。繰り返されるのはどうしてでしょうか。繰り返されるのは、いじめている子どもには、いじめられている子どもを攻撃することが目的だからです。いじめられる子どもの心を傷つけることを意図しているからなのです。

いじめ・いじめられのある集団では……
いじめの主体となる子ども
いじめる子どもに加担していく子ども
いじめたりいじめられたりする子ども
いじめられる子ども
いじめを目撃する子ども

集団の中には、いろいろな立場の子どもがいます。

いじめられる子どもの傷つきは深いですが、いじめられた子どもを目撃している子どもたちも、〝今度は自分がいじめられるのではないか〟と不安を抱いています。そして、いじめる子どもをやめさせることができないでいる無力感や罪の意識を感じていることもあるのです。いじめている子どもは、相手を傷つける意図はあっても、いじめた相手の心の痛みはわからないようです。

いじめたりいじめられたりする子どもの中には、いろいろな子どもがいるだろうと思います。自分がいじめられないために、いじめる側のグループに加わっておこうとする子どもたちがいます。でも、彼らはいじめるグループにいるときと、いじめられる対象になってしまうときの両方があります。また、自分がいじめの中心でいる子どもでも、いじめられたりすることがあります。こういう子どもたちのいじめられたときの怒りは大きいのですが、相手の心の痛みがわからないので、自分がいじめたときの相手の痛みは理解することができません。いじめられたことに、友だちがかばってくれたり共感的に接してくれたりしても、相手の心の優しさを受け取ることが上手ではありません。いじめの中心になる子どもは、友だちの気持ちを感じることが難しいという印象をもちます。

また、いじめは、身体的暴力だけではありません。心理的暴力が、必ずあります。

いじめの心理的暴力とは……

脅し
からかい
無視
仲間はずれ
などです。

これは、ことばによってもされますが、目配せ、ちょっとした動作などによって、ことばよりも巧みに相手を攻撃することができます。

「何も言ってないよ」と言ういじめっ子の弁を鵜呑みにしてはいけません。集団を操作するようないじめは、巧妙に行われます。だからこそ周囲の大人は、何が集団の中で起こっているのかを細心の注意で見なくてはなりません。いじめられている子どもに、「気にしてはいけません」という指導がされると、いじめられている子どもは苦しくて仕方がありません。いじめる子どもは、いじめている相手が気にするようなことを狙ってやってくるのです。

●症例7●友だちと話さなくなり不登校になったG子さん

中学2年生のG子さんは、もともと明るい性格でした。誰とでも屈託なく話して楽しそうにしていました。小学校のときは、担任教師の話をよく聞いていました。教師が黒板に書くことをノートにきれいに書いていました。宿題も家に帰るとすぐにやって、それからクラスメイトのところに遊びに行っていました。学校の成績もよく友だちも多く、クラスのみんなと仲良くしていました。家では母親の夕食の支度を手伝って自分でもお菓子を作ったりしていました。

中学に入っても小学校と同じように勉強していました。しかし、それまでとは違ってよい成績が取れなくなりました。友だちにも相談してみましたが、解決方法は見いだせません。そこで、母親に相談してテストの答案や授業のノートを見てもらったりしました。G子さんは、「テストのときに時間が足りなくなっちゃうの」と母親に言いました。母親はテストの答案と授業のノートを見比べて、授業ではやっていない応用の問題が出ているように思いました。これをテストのときに初めて見て考えていては、時間も足りなくなるのでしょう。G子さんは、自分で本屋さんに行って、応用問題のある参考書と問題集を買ってきました。このため、宿題と予習・復習を終えてからも、さらに参考書と問題集の勉強をするようになりました。

でも、中学校1年生のときは成績はよくなりませんでした。中学校1年生のクラスは、小学校の頃からの友だちがたくさんいたので、男の子とも楽しく話していました。

そして、春休みになると、〝自分はよい成績が取れない、みんなもっと勉強しているんだから〟と思って毎日家で勉強していました。

・友だちと話さなくなった

中学校2年生になってクラス替えがありました。知っているのは、男の子が3、4人くらいでした。女の子とは話しにくかったので、男の子とばかり話していました。そして、家に帰ると1年生のときと同様に勉強をしていました。2年生になって、また新しい問題集と参考書を買ってもらったのですが、それまでも成績が伸びなかったので、もっと難しい問題集と参考書にしました。それでも、なかなか学校の成績がよくなりません。そういうときに他の学校と同じ問題で受ける一斉テストが学校でありました。5月にあったのですが、4月の終わりに各教科の教師からたくさんの宿題が出て、それをやってくるように言われました。G子さんは、それを一生懸命やりました。その結果、英語と数学はあまりにできなかったのですが、国語は何とかできました。ふだんは話しかけてくれない隣の席の女の子が、「どうだった?」と聞いてきたので、「国語はできたと思う」と答えました。その子は、それから何も言わずにどこかに行ってしまいました。

次の日の休み時間に男の子と話して笑っていたときに、その女の子が、「楽しそうね」と言って横を通り過ぎていきました。それからその子は、話しかけてもこっちを向いてもくれません。聞こえなかったのかな？　と思ってそのままにしました。それから、クラスの他の女の子にも、話しかけても知らん顔をされるようになりました。何人かで話しているところに加わっても、みんなも話をやめて違うところに行ってしまいます。

それからもG子さんは、家では勉強し学校でも授業は一生懸命聴いていました。でも休み時間にひとりでいるのがつらくなりました。男の子とも話さなくなりました。家に帰っても緊張していて勉強ばかりしているのですが、問題集が進まなくなってきました。

・不登校になり、うつ病と診断される

そして、ある朝、どうしても起きられなくなりました。その日は家にいて勉強していたのですが、授業はどうなっているだろうと思うと焦るばかりです。その夜も眠れずに次の日も起きられませんでした。そんなことが1週間続いて、学校へ出て行ったのですが、休んだあとの学校はとても緊張して、授業を聞いても頭に入ってきません。そういうことを繰り返して1学期は終わりました。当然、成績は下がってしまい、夏休みは宿題と問題集をやって過ごしました。9月の新学期から学校に行けなくなりました。

母親は心配して、教育センターに相談に行きました。教育センターには、学校に行かずに教育センターに通っている子どもたちのクラスがあることを母親は知りました。そのクラスに通っている子どもたちは、とても真面目そうで、そして担当の教師も休み時間もクラスにいて子どもたちと一緒に過ごしてくれていました。ひとつのクラスに教師が何人もいました。しかし、担当のカウンセラーからは、そこに通うことは勧められませんでした。

この頃のG子さんの状態は家にいても憂うつそうで、勉強も手につかなくなっていました。夜も眠れず、食欲もなくなりました。話しかけてもぼんやりしています。G子さんの状態が心配だったので、父親とも相談して近くのクリニックにかかりました。G子さんは、医師に中学に入ってからのことを話しました。今の状態も、ずっと緊張していて頭痛がひどいこと、夜も眠れないこと、何もできないこと、お菓子作りも好きだったのに、キッチンに立っているのもつらいことなどを話しました。

医師の診断は、うつ病でした。ゆっくり眠れるようになるまで、学校に行こうと焦らず、今は家でリラックスしようと言われました。そして、抗うつ剤と安定剤を処方されました。

1、2カ月経つと、G子さんは家ではリラックスできるようになり、夜も眠れるようになりました。家にいると退屈するようになってきたのですが、学校に行こうと考えるとひとりでつらかったことを思い出して緊張してしまいます。母親が教育センターに行く日に、G子さんも一緒に行くことにしました。その日帰ってから母親と教育センターのクラスのことを話し、ここなら行けるかもしれないと思いました。

・教育センターに通い、症状が改善

そして、次の日に教育センターに連絡して、その次の週からG子さんは教育センターのクラスに行くことになりました。母親は、「無理してクラスの子と話そうとしなくてもいいのよ」と言ってくれました。最初は母親と一緒に行きました。教育センターのクラスには学校の教科書をもっていき、英単語や漢字を練習しました。自習の時間が多いので、教育センターの帰りに一番簡単な問題集を買いました。それでもわからないところがあるので、教育センターのクラスの教師にわからないところを教えてもらうようになりました。

こうするうちに順調に教育センターに通えるようになりました。最初は担当の教師と勉強のことを話すだけだったのですが、ずっと黙っている女の子が手帳を落としたときにすぐに拾って渡したら、「ありがと」と言ってくれて、その子と話すようになりました。

中学校3年生になったときに、学校に戻りました。最初4月に登校したときは2年生のとき以上に緊張しました。でも、3年生のクラスは、みんな受験のことを考えていて、2年生のクラスのように女の子はグループに別れてそれ以外の子とは話さないという雰囲気ではありませんでした。

G子さんの母親の見守り方

G子さんの母親は、G子さんは小さい頃から明るい子どもだったのに、中学に入った頃から友だちとあまり話さなくなったことを心配していました。2年生になってからも勉強ばかりしていてつらそうな表情をいつもしているので、どうしようかと思っていました。学校に登校できなくなったときは、今まで無理をしてきたので、これ以上は無理できないことがわかりました。家でもゆっくりできないでいるので、状態がどんどん悪くなるばかりでした。食欲がないので食事も工夫してみましたが、好きなものもおいしくなさそうです。クリニックにかかることに決めたのは、うつ病であると考えたというよりも、どうしたら家にいて状態がよくなるだろうか、と考えたからです。

医師に、「リラックスすることを考えよう」と言われ、頑張っているばかりのG子さん自身がリラックスしようと考えられるようになったので、よかったと思いました。それまでのG子さんは、何とか頑張って学校に戻ろうと、家にいても学校のことばかり気にしていたのです。

少し元気になりましたが、学校に戻るのは難しいことがわかっていました。学校のことになると緊張して不安ばかりになります。教育センターのクラスに通うときには、うつ気分が少しよくなったくらいの段階でした。しかし、教育センターでは勉強ができなくても担当の教師に声をかけてもらうだけで満足のようでした。家でも「行ってきてよかったね」と声をかけました。少しずつ通えるようになると、勉強も取り組みやすいものから始めるようになりました。そして、また難しすぎる問題集にかじりつくようになるといけないと思って一緒に本屋さんに出かけました。

本人の表情を見ていると、本人ができることを不安のない場所で始めていくことがいい、ということがわかりました。本人はできないことも頑張ってやるという性格でしたが、無理せずにやれることを考えていけてよかったと思います。

インターネット依存症とうつ病

インターネット依存症も、うつ病と関連があります。

ＩＴ社会の到来で、最近は子どもをさまざまな媒体とどう関わらせるのかということが悩みのひとつとなっています。テレビ、雑誌、インターネット、テレビゲーム、ネットゲーム、携帯電話、メイルなど、10代の子どもたちをターゲットにした媒体が数多くあります。子ども自身が自分でそれらの媒体を上手に使いこなすことができればいいのですが、そうもいきません。目に見えない〝直接的でない関係〟に不安が増大したり傷ついたりするなど、思ってもみない方向に進んでしまうことがあります。ゲームを何時間もやめられないということは、子どもをもつ家庭の悩みの大きなもののひとつです。

インターネットに関わること自体は悪いことではないのですが、その一方で、家族や友人との直接的な関係も大事にできるかということが、問題になってきます。そのようにできているかどうか、子どもの状況を冷静にみてみましょう。

もうひとつの問題は、本当に本人がやりたいことをやれない状況になっていないかということです。この点も見てみましょう。子どもたちは、クラスメイトやクラブ活動の仲間などとの関係を楽しいと思っていることが多いでしょう。しかし、友人関係の楽しさとともに、友人にどう思われるかということが不安であるのも、この年代の特徴です。インターネットを通じて、架空の相手との関係に依存してしまうようになるのも、そういう不安が関連しています。

ゲームばかりしているようになってしまったときに、本人にたずねてみると、「ゲームをしているときは、嫌な気分を忘れていられる」「そうせずにいられないんだ」「僕だってやめたいんだ」という答えが返ってくることがあります。

また、不安やうつ気分があるときは、ゲームやインターネットとの関係がうまくいかないことが多い、という印象があります。親は、そういうときに、〝ゲームさえなければ〟と思い、ゲームをやめさせればよいと思うようです。

本人が、自分の状態を知って、ゲームをやめようとし、親にもそのことの協力を求めるときはよいのですが、そうでないことのほうが多いでしょう。前述したように、友人との関係に不安が伴うことは、この年代にはあることです。自分に自信をもてるようになりたくて、どこかに援助を求めているのです。ゲームやインターネットとのつき合い方について、親はよい援助者にならなければいけません。そして、よい援助者になることができるのです。

自殺とうつ病

子どもが自殺するということは、当然ながら家族や教師や周囲の人を驚かせます。きっと子ども自身が死ぬということを、どのように理解してよいかわからないのでしょう。

高校生の年代の自殺企図（自殺を意図した行為）も、本人が「死にたい」という意思を明確にしていても致死的でないような方法をとることもあれば、大人を驚かせたいだけだったという意図で、ひとつ間違えればどうなっていたかわからないような行動をとることもあります。

致死的でないと考えられている自傷行為についても、本人がどれくらい「死にたい」「死んでもいい」と考えているかについては、たずねてみてもはっきりしないことが多いものです。

子どもは、十分に知っているだろうという年齢でも、どんな行動が致死的で、どんな行動が死に結びつかないのかを知らないこともあります。子どもの自傷行為について、大人は致死的ではないと思うかもしれませんが、子ども自身もそう考えているかはわかりません。つまり、自傷行為のある子どもが、いつか致死的な行動をとるかもしれないのです。子どもは、どんな行動が致死的でどんな行動が危険ではないかということがわからない、と考えておくべきでしょう。

自殺とうつ病の関連

うつ病が自殺と関連があることは知られています。また、自殺は、親しい人を亡くしたというような出来事や学校生活がうまくいっていないといったことが関係していることがあります。それらが、うつ病を引き起こすこともあるでしょうし、逆にうつ病がいろいろな社会生活上の出来事を引き起こしたり（落第や転校など）、学校生活がうまくいかなくなることもあります。自殺とうつ病は関連がありますが、ストレスになるような出来事や、社会的にそれに対処することを求められたとき、より彼らの行動に注意することが必要です。また、自殺を試みたことのある人は、次に自殺するリスクが高いということを知っていなければなりません。彼らには十分に注意する必要があります。自殺を試みた人の周囲は、どうしても本人から距離をおいてしまいます。家族がその行動に傷つき困惑するようだと、共感的に接することが難しくなるからでしょう。

家族や友人との関係がうまくいかなかったり、身近な人と交流しなくなったときにも注意する必要があります。親自身の心配な気持ちを本人に伝えるのでなく、家族が本人を肯定的に受けとめていくことが重要です。悲観的な考え方を否定するのでなく、困ったことがあれば周囲からの援助を受けられることや、今できていることを家族も大切に思っていることを共感的に伝えられるとよいでしょう。

自傷行為とうつ病

思春期の子どもが、自分の身体をかきむしったり、ナイフや尖ったもので傷つけたりという行為は、しばしばみられます。子どもがそうしたときは、周囲にいる大人は不安で無力でどうしようもない気分になるものです。

自傷行為と離人感の関係

彼らの自傷行為は、離人感や現実感の喪失と密接に関係があります。毎日の生活に現実感がないのが苦しくて痛みを快く思うと言う子がいます。一方で、自分を傷つけることで、痛みも感じないとともに、何も感じなくなると言う子がいます。彼らは、孤独感や疎外感を感じていて、孤独感の苦しさを感じるのがどれくらい現実的となるかは、離人感とあいまって複雑です。

親しい人に心配をかけたいのだろうと解釈されることもありますが、彼らの感情は離人感をともなっているので、そんなに単純ではなく、親しい人との関係でも、近づきたいのか距離を置きたいのか自分でもわからないのだろうと思います。何か自分の感情を自分の行動でコントロールしたいような焦燥感、強い不安感があるように思います。換言すれば、自分の感情を自分ではどうすることもできない、感情と向き合えないというところがあり、それが離人感と関連するのだろうと思います。

不安、罪責感、孤独感、自己嫌悪などの感情と向き合うことは、10代の子どもたちにとって大変なことです。自分の感情を抑えることが難しいと感じてしまうでしょう。怒りの感情を抑えることも、抑うつ的な嫌な気分を抑えることも、繰り返し浮かんでしまう考えを抑えることも、そして、向き合えないような感情とともにある離人感も、みな自分を苦しめることになります。そういうときに、子どもたちは自分を傷つけているのです。自分を傷つけることで、自分の感情への向き合い方が変化します。自分の情動を感じなくなるのか、離人感で現実感がなかったところへ生き生きとした感情が戻ってくるのか、ひとりの子どもによって自傷で起こってくる情動の変化が違います。いずれにしろ、自傷行為によって起こってくる情動の変化を得たい、という欲求が強くなってくるようなときに、自傷行為が繰り返されるのです。

自傷行為への対応

自傷行為にどう対応するかということですが、自分の感覚や情動に混乱している子どもに、〝そんなことをしてはいけない〟と叱ると、ますます混乱させてしまうことになります。子どもが感じている痛みに共感し、感情に向かい合うことの苦しさを理解していくことが大切だと思います。

子どもが傷を見せたときは、「痛いね、心配だよ」と伝えます。子どもは、「痛くない」と言うかもしれません。そんなときは、子どもは自他の感情があいまいになっているときなので、「痛そうにみえるよ」と話してみます。「私は心配に思う」とこちらの感情を伝えられるとよいでしょう。抑うつ感のような嫌な感情と向き合うことの苦しさを受け入れることです。

しかし、自傷で自分の情動を何とかしたいとするような行動は止めなければなりません。でも、苦しさは受け入れられるけれども行動は止める、痛みに共感するけれども痛みを起こした行動は止める、というメッセージを子どもに出すことは難しいと思われるかもしれません。しかし、苦しいという感情を否認しようとするために起こる行動に、苦しさをわかってあげる人がいなければ、子どももひとりだけに苦しさと向き合わせるようになってしまいます。そうすると余計に苦しさが迫ってきてしまいます。だから、自傷で情動を変えていこうとする行動を繰り返させないほうがよいのです。本人が自傷はやめようと思っても、この苦しさは自分ひとりで乗り越えていかなければならないのだという孤独感を味わうと、それができなくなってしまいます。苦しさに孤独さを積み上げたりしないように、温かく見守ることが必要なのです。

自傷をなぜ繰り返すのか

自傷を繰り返す子どもは、痛みを感じないような情動を繰り返し体験したいと思っているのでしょう。もしくは、自分の内的な情動からくる苦しさよりも痛みに注意をもっていかれたいと思っているのかもしれません。

自分の感情や考えから苦しさが生まれ、そういうときに自傷で自分の感情に対処するようになると、何度も繰り返してしまうようになります。繰り返すと自傷行為は強化されていきます。そうならないように、うつ気分に対処する自傷行為は、やめていったほうがいいと本人と周囲の人たちが理解して対応していくことです。行動を繰り返すことでその行動にいたる心理的過程が強化されてしまうことを知らないと、本人が自傷行為を繰り返すのをやめようと思ってもうまくいかなくなります。本人にやめようと思う意欲がないのではないかと考えてしまうのでなく、本人がやめようと思う意欲をサポートしていこうとすることが必要です。

自傷行為と境界性人格障害との関係

境界性人格障害との関係をいわれることも多いと思います。実際に、境界性人格障害と診断されている子どもさんもいます。しかし、児童期や青年期の人格障害を考えさせるような行動については、その行動が人格障害の始まりの徴候と考えることもできますが、どれくらいその特徴が持続するかということについてはわからないことが多いので、境界性人格障害の可能性があると考えておくのがよいでしょう。

境界性人格障害の人は、対人関係も不安定で、自傷行為も自傷だけにとどまらず自殺企図などによって周囲の関心を自分に向けようという試みがみられます。もちろん、境界性人格障害でなくても自傷行為がみられることは稀ではありません。自分の手首や腕の内側、脚や腹部の皮膚などを傷つけることを繰り返し、その他の行動には広がっていかないことがあります。その自傷行為に自殺の意図はなく、自分を傷つける衝動性も、むちゃ食いや無謀な運転のようなものにまで至ることはありません。より広汎なより不安定な自己を傷つける行為がみられるときに、境界性人格障害を視野に入れて考えるとよいでしょう。

「死にたい」と子どもが言ったとき、どうするか

子どもが「死にたい」と言うとき、また、子どもが自傷行為をするとき、どう対応していいか戸惑ってしまうことでしょう。「死にたい」と子どもに言われたときに、伝えることはふたつです。ひとつは「つらい気持ちをわかっている、わかりたい、心配している」ということです。ふたつめは、「死んではいけない、死なないでほしい」ということです。

どちらかだけでもいけないと思います。「気持ちがわかる」と言われただけなら死ぬこ

とを肯定されたように思ってしまうかもしれません。「死んではいけない」だけなら、自分のつらい気持ちは抑えつけなくてはいけないように思うかもしれません。

子どもが「死にたい」と言ったときに、家族は〝あなたを大切に思っている〟と子どもに伝えればいいのです。また、子どもが「死にたい」と言うときだけでなく、子どもが〝自分なんていないほうがいい〟と考えているときには、自分のできること、自分の価値あることを考えていけるようになることがいいのです。また、絶望感を抱えているときには、どうしてもそのときやらなければいけないことだけやって、頑張りすぎないでいるといいのです。そうして毎日を送れていることを大切にしていくとよいのだと思います。

焦燥感が強く動き回って落ち着かないでいるときは、ただ「落ち着いて過ごせること」だけを考えましょう。医師に相談して落ち着かせるように処方を考えてもらうことも必要です。眠ること、食べることを一番に考えて、それができたら、「よかった」と周囲も安心し、しかし子どもに対しては細心の注意を払いながら時間を過ごしていきましょう。

〈文献〉

1) Willcutt, E. G., Doyle, A. E., Nigg, J. T., Faraone, S. V., Pennington, B. F. Validity of the executive function theory of attention-deficit/hyperactivity disorder: a meta-analytic review. *Biol Psychia-*

try. 2005 Jun 1; 57 (11): 1336–46.
2) Pelham, W. E. Jr., Wheeler, T., Chronis, A. Empirically supported psychosocial treatments for attention deficit hyperactivity disorder. *J Clin Child Psychol.* 1998 Jun; 27 (2): 190–205.
3) Jensen, P. S., Hinshaw, S. P., Swanson, J. M. et al. Findings from the NIMH Multimodal Treatment Study of ADHD (MTA): implications and applications for primary care providers. *J Dev Behav Pediatr.* 2001 Feb; 22 (1): 60–73.
4) Hu, W., Lee, H. L., Zhang, Q., Liu, T. et al. Developmental dyslexia in Chinese and English populations: dissociating the effect of dyslexia from language differences. *Brain.* 2010 Jun; 133 (Pt 6): 1694–706. Epub 2010 May 20.
5) Siok, W. T., Niu, Z., Jin, Z., Perfetti, C.A., Tan, L. H. A structural-functional basis for dyslexia in the cortex of Chinese readers. *Proc Natl Acad Sci USA.* 2008 Apr 8; 105 (14): 5561–6. Epub 2008 Apr 7.
6) Siok, W. T., Perfetti, C. A., Jin, Z., Tan, L. H. (2004) Biological abnormality of impaired reading is constrained by culture. *Nature.* 431: 71–76.
7) Tan, L. H., Spinks, J. A., Eden, G., Perfetti, C. A., Siok, W. T. (2005) Reading depends on writing in Chinese. *Proc Natl Acad Sci USA.* 102: 8781–8785.
8) Pliszka, S. ; AACAP Work Group on Quality Issues. Practice parameter for the assessment and treatment of children and adolescents with attention-deficit/hyperactivity disorder. *J Am Acad*

Child Adolesc Psychiatry. 2007 Jul; 46 (7): 894–921.

9) Shah, P. E., Dalton, R., Boris, N. W. (2011) *Pervasive Developmental Disorders and Chilhood Psychosis.* p133–139 In Kliegman RM, Behrman RE, Jenson HB, Stanton BF ed. Nelson Textbook of Pediatrics Saunders, Phyladelphia.

第３章

「うつ気分」を引き起こす出来事にどう対応するか

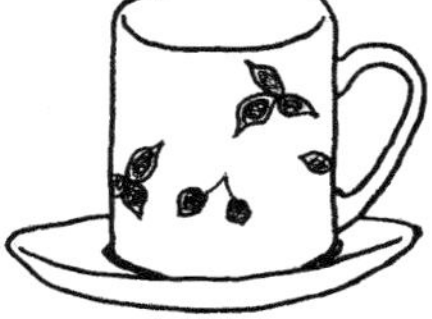

うつ病の予防への試み

子どものうつ病を予防するにはどうすればいいのでしょうか。多くの疾患は、病因があり、それから起こる症状があり、そして診断されます。精神医学では、診断するときに症状から診断します。ですから、病因が特定できるもの、例えば内科疾患による精神症状は精神疾患とは区別されます。つまり、精神科の領域であるうつ病という診断は、症状から診断したもので、診断されたからといって、何が原因なのか特定できないのです。

原因に対して治療をするのではないかと考えると、原因を見つけ出さなくてはなりません。しかし、うつ病は原因が何であるかがわかりません。ひとつの原因で起こるものではないだろうといわれています。言い換えると、うつ病という診断は症状からの診断ですから、同じ症状であっても、同じ原因から起こるものでもないのです。しかし、原因を見つけられなくても、治療については多くの試みがされています。

生来の気質と環境

うつ病は繰り返す可能性があります。初回に起きたうつ病または二回目のうつ病は、社会心理的出来事が関係することがいわれています[1]。思春期のうつ病も社会心理的ストレスが関係すると考えられるでしょう。ストレスがうつ病の原因というわけではありません。しかし、ストレスがきっかけになるということは、どんな出来事が起こったときに注意すればよいかということがわかります。

出来事に対してどう感じるか、どう考えるかということは、一人ひとり違っています。ある出来事にはとても動揺してしまうけれど、ある出来事には平静でいられるということがあります。自分のそういう特徴を知って、どう対処すればよいかを健康なときに考えておいてはどうでしょうか。うつ気分になってから考えるよりも合理的に考えられることでしょう。

人がどう考えるのか、どう感じるのか、どういうふうに行動するのかということは、その人の生来の気質に大きく影響されていると考えられます。自分が潔癖症なのは、父親も潔癖症であったから、ということも自然に考えられることです。また、どのように育てられたかで、気質は変化するものと考えられます。例えば、清潔にするようにとしつけられる場合でも、「清潔にしないとどんな恐ろしいことが起きるかわからないよ」と言われ続けるよりは、「身のまわりのことはきちんとしましょう」と自然に言われたほうが、子どもは感情の動揺なく生活していくことを身につけます。

不安の強い子どもに、不安をもってしつけようとすれば、きちんと行動できるようになるかもしれません。しかし、子どもの生活を考えたときには、不安をもたずに同じ行動ができるようにしたいと思うでしょう。気質がどのようにつくられるのかということは、ひとつの要因では示されません。生来の素因と環境が相互に関係しあってつくられていくものだからです。

うつ病になりやすい気質とは

では、うつ病になりやすい気質というのがあるのでしょうか。きっかけとなる出来事があったときに、どれくらい感情的に動揺するかということが、気質と関連しているだろうと考えられます。ある出来事には冷静に合理的に対応できるのに、別の出来事には感情的になってしまうということが誰にでもあるでしょう。一方、どんなことにも繊細に感情的になってしまう人もいれば、どんなことにも冷静でいられる人がいるでしょう。でも、多くの人は、その人特有の動揺しやすい出来事があるのだろうと思われます。ある感情に対処するとき、自分だけで受け入れることができるときもあるし、周囲の人のサポートを求めることもあるでしょう。しかし、彼らが感情を隠してしまい、周りの人からも孤立してしまうとき、感情をうまく扱えなくなるのです。とにかく、どんな出来事がその人にとってきっかけになるのかは、さまざまです。

そして、うつ病が昂じる前の状態と、うつ気分を遷延させてしまったときの状況を観察・チェックすることも有効で、うつ気分が長引くときに、自分の感情と向き合ったり、誰かにサポートを求めることができるように、子どもたちを援助することは可能です。

また、うつ気分を引き起こすには、特徴的な出来事があるもので、うつ気分の前に、不安、怒り、喪失などに伴う感情が現れるといわれています。自分がどんな感情によって動揺しやすいかを知っていることで、そういう感情が起こったときの対処をあらかじめ考えておくことができるのです。

子どものうつ病へのリスクを知るために

次頁の表3－1は、12の出来事について、どれくらい気になるかをたずねた質問紙です。「うつへの出来事尺度」といいます。得点の計算方法を示します。

あなたのお子さんは、次のような状況を気にするほうですか？　もし、このような状況を経験したことがなかったら、こんなことが起こったら、どう感じるだろうかということを想像して答えてください。

表3-1　うつへの出来事尺度

あなたのお子さんは、次のような状況を気にするほうですか?
もし、このような状況を経験したことがなかったら、こんなことが起こったら、どう感じるだろうかということを想像して答えてください。

0：全く気にしない　1：少しだけ気になる　2：かなり気になる　3：ものすごく気になる

1．ペット（例えば、イヌ、ネコまたはハムスター）が病気になった。
0 ———— 1 ———— 2 ———— 3

2．仲のよい友だちが、家の都合で引っ越してしまう。
0 ———— 1 ———— 2 ———— 3

3．仲のよい友だちが不登校のために学校を休んでいる。
0 ———— 1 ———— 2 ———— 3

4．仲のよい友だちは、他の同級生と楽しそうに話している。自分には話しかけてくれない。
0 ———— 1 ———— 2 ———— 3

5．家の人に話をしたいとき、家の人は忙しくて余裕がない。
0 ———— 1 ———— 2 ———— 3

6．クラスで騒いでいる子がいるのに、静かにしている自分が叱られた。
0 ———— 1 ———— 2 ———— 3

7．不公平な審判のおかげで、自分のチームは試合に負けた。
0 ———— 1 ———— 2 ———— 3

8．一生懸命に勉強したにもかかわらず、成績が悪かった。
0 ———— 1 ———— 2 ———— 3

9．教室で場違いな発言をしてしまわないか心配である。
0 ———— 1 ———— 2 ———— 3

10．グループ活動に参加して、自分のミスのためチームはゲームに負けた。
0 ———— 1 ———— 2 ———— 3

11．友だちに言われたことを断らなければならない。友だちに悪く思われたくない。
0 ———— 1 ———— 2 ———— 3

12．家で、家族の大人同士が大声で喧嘩しているのを聞いた。
0 ———— 1 ———— 2 ———— 3

質問についての点数をつけてください。

対人関係の不安としては、4番、5番、9番、11番、12番の5項目を合計してください。10点以上はやや高い、14点以上は対人関係の出来事での不安が高い、という結果になります。

喪失体験へのイメージとしては、2番、3番の2項目の点数を合計してください。6点以上がやや高い、という結果になります。

怒りの感情は、1番、6番、7番、8番、10番のなかで表現されていると考えられます。しかし、怒りの対象は人によって様々で、これらの質問の点数は合計するのではなく、自分がどんな出来事で怒りや情動的不安定をもつのかをみてください。

対人関係の不安と喪失体験

対人関係の不安が高いと、うつ気分があることに影響があります。逆に喪失体験へのイメージが高いとうつ気分であることが少ないのです。対人関係で不安が高いことは、うつ病のリスクとなるのでしょう。喪失体験は、本当に喪失体験を経験しているとすれば、うつ気分があるのだろうと思います。しかし、喪失体験はそんなにひんぱんに起こることでもないので、喪失体験をイメージすることができるということは、現在の対人関係が有意義なものなのでしょう。有意義な対人関係をもっているということは、うつ気分へのレジリエンス（回復力）となるわけです。

もし、子どもさんが、現実に身近な喪失体験をもっているとしたら、うつ気分の強い可能性があります。

表3－1の質問紙は、日本の思春期の子どもたちを対象に、うつ病に関連ある気質であるかどうかをみるものです。12の出来事をあげていますが、これらの出来事はうつ気分のきっかけとしてたずねることもあります。これらの出来事を気にするかどうかということをたずねているのですが、これらのうつ気分と関連する出来事への態度から、対人関係の不安、喪失体験のイメージ、怒りの感情がわかると思います。

出来事尺度についてまとめると、対人関係の不安は、うつ気分への影響がありました。喪失体験をイメージできることは、うつ病から保護する感情でした。怒りの感情を引き起こすような出来事に対しては、当然ながら思春期の子どもたちは怒りの感情を抱くのですが、その出来事は、個々人によって千差万別です。

子どもが、いろいろな感情を持つときに、その感情を隠してしまったり、自らの感情を否定するように考えようとすることは、感情を取り扱うためには、よいことではありません。うつ気分から自分を守るためには、対人関係の不安に対してどのように対処するかということがもっとも重要なのです。そのために、まず自分の感情はどんなものかということを知ることから始めるのが大切です。

対人関係の不安にどう対応するか

対人関係の不安がうつ病へのリスクになるだろうということは充分考えられます。では、対人関係の不安にはどう対応するとよいでしょうか。対人関係の不安のある子どもたち（質問紙の対人関係不安得点の高い子どもたち）に、まず「不安があるんだ。自分はその不安とともに生活を送っている」ということを知ってもらうことが必要です。

そのためには「自分は心配しやすいところがある」「誰か本当に安心できる人を見つけるのが大変」「自分はすぐに心配事で頭の中がいっぱいになってしまう」「何も言えないし、何もできない」「落ち着かなくなってしゃべりすぎたり、動き回ったりしてしまう」ということを自覚できればよいのです。そのきっかけとして、「不安の原因は人との交流に関することが多いようだ」など、自分にとってどんな状況が多いのだろうかと考えてみることをおすすめします。

友だちの誘いを断り切れないとき

「友だちに言われたことを断らなければならない。でも、友だちに悪く思われたくない」というのは、少し気になるものです。そのことをとても気にする自分を否定的に考えないことです。友だちからの誘いでも、断らなければならないときはあります。

「今日、遊びに来ない？」と言われて「うん、行く」と答えると、次の友だちに「今日、一緒に図書館で勉強しない？」と言われたときは、今日はだめだと断るしかないでしょう。「今日は、ちょっと……。明日一緒に勉強しよう」と言えればいいのです。「うん、明日」と友だちは言ってくれるかもしれませんが、「どうして、今日はだめなの？」と不機嫌そうになるかもしれません。「明日提出のレポートをやろうと思ったのに……」と言われてしまうかもしれません。中学生や高校生年代の友人関係は難しいものです。大人が考えるように、一回断ったくらいで不機嫌になるような友だちなら無理してつきあわなくても、とは思えないようです。

クラスで、いじめ・いじめられればかり起こっているとすれば、自分に声をかけてくれる友だちは大切です。いじめ・いじめられが起こっていなくとも、クラスがグループに分かれてしまっていて、グループから外れると誰も友だちがいなくなってしまうというような状況のときもあります。ストレスの要因がこのような集団にあるときは、ひとりの力ではうまくいかないものです。

また、〝自分が友だちから悪く思われたくないと不安になるのはどうしてか〟という理由を考えられると、不安も軽くなります。ちゃんと言えない自分が悪いと思っていると、困ってしまうばかりです。思春期の子どもと不安について話すときは、「友だちがどう思うか心配なのね」と、不安であることを受け入れるように話してみましょう。

すぐに「そんなこと考えていてはだめ」「イヤと言いなさい」と指示されると、子どもは苦しくなってしまいます。本人も困りたくないので、断りたいのです。「イヤと言えた」体験を繰り返していくことが、不安を軽くしていきます。

「ごめん、今日は無理なんだ」と言えるときは、そういうことにストレスのないときでしょう。自分のことをよく知ってくれている友だちなのかもしれません。そういう友だちだと安心できる、とわかっていくことが不安を解決していきます。

安心できる友だち関係をつくるには

対人関係の不安は、友人関係を難しくします。誰かと親しくなるときは、心から本当に思っていることや感じていることを話し、その相手と話すときには、緊張せずに安心した気持ちであることが前提になるでしょう。友人とうまくいかないでいると、また、対人関係が不安になり、友人ができないという結果になってしまいます。

こうならないためには、どうしたらいいのでしょうか。「相手の気持ちを考えて」と大人はアドバイスします。それは、相手と友人になるためには、緊張せずに相手の気持ちを思いやることができるということです。でも、相手の気持ちを考えようと肩に力が入ると、緊張が相手に伝わってしまい、友人関係がむずかしくなります。大切なのは無理をしないことです。

自分が緊張しないで話せる級友を見つけて、自分が緊張しないでいられるつき合い方を見つけることです。無理して会話を弾ませることをしないでも、自然にしていられたり、何かを言ったときに相手の気にさわったりしないか気にしないですむような、リラックスできる自分がそのままでいられるような体験を繰り返すことです。そうでなくなってしまう相手とは、無理して時間を共有しないことです。苦手な相手と話さないでいるためには、教室でひとりでいることを気にしないでいること、自分が話したい相手の近くにいて、話したくない相手の近くに行かないようにすることです。

楽しく安心して話せる友だちは必ずいる

自分の話したい相手に話しかけるときは、他の子が話していないときに、相手のペンなどを「書きやすそうね、どこで買ったの」とたずねてみることなどから始めてみるとよいかもしれません。相手が「そう、購買部の奥のほうで見つけたのよ」と応じてくれたら「昼休みの購買部は混んでいるから、大変でしょう。よく見つけたわね」と言えば、「昼休みの終わる頃に行くといいわ、今度、一緒に行きましょう」と会話が弾んできます。

何気ない話題で、相手が自分のことを話せるようなことを話しかけていくことです。向こうから、「どこにでも売ってるわよ」というような興味のないような反応が返ってきたら、その子はあなたとは少なくとも今は話したくないのでしょう。そういうときは、無理して会話を続けないことです。「そう」といって、立ち去ってしまうことです。〝自分は嫌われているのか〟と考えないことが重要です。今、彼女は誰かと話したくなかっただけ、と合理的に考えることです。

相手に嫌われているのではないか、と不安になって緊張してしまうときは、〝自分がみんなに嫌われてしまっているのではないか〟などとは考えないことです。自分が緊張してしまうのは、相手との関係でうまくコミュニケーションがとれないからです。〝相手が話したくないだけ〟と考えて、話しやすい相手を見つけましょう。話し相手が見つけられないときは、〝ひとりで過ごすのも悪くない〟と考えるのもよいでしょう。

緊張してしまっていると、どうしても声はかたくなり、表情も不自然になり、自分も楽しくなくなり、相手の興味のあることに気を向けることもできなくなります。そして、相手からどう思われているだろうかと気になってしまうものです。自分が心を開いて楽しく安心して話せる相手は、必ずいるのです。そう、急いで見つけなくてもいいのですよ。

レジリエンス（回復力）をどうはぐくむか

豊かな対人関係がレジリエンス（回復力）になりうると考えられます。そして、豊かな人間関係をもつためには、相手のことを思いやれることが必要です。喪失体験をイメージできることは、今の人間関係には豊かさがあると推察できます。すなわち、友だちとの関係が有意義なものであるからこそ、喪失をイメージすることができるのです。実際に、仲のよい友だちが引っ越してしまったら、うつ気分になるでしょう。そういう感情をイメージすることができるというのは、実際には友人との関係がうまくいき、感情を交流し合っているからだろうと思います。

その反面、実際に喪失を体験することは、うつ気分を感じるものです。ちなみに喪失体験とは、自分が大切だと思っている人やものなどを失うことです。

ところで、子どもにとっての喪失体験で一番大きなものは、親や自分を育ててくれた人を病気や事故で亡くすことでしょう。子どもを育てている人は、生きているだけで子どもにとって価値のあるものだと思います。こういうときの「うつ気分」は、癒そうと思ってもなかなか癒せるものではありません。そういう意味で、思春期の子どもにとって、親の存在は非常に大きいと思います。親はいつも元気で自分を見ていてくれるという安心感が、不安の多い思春期を乗り越えるのに必要なのです。

前出の表３－１の質問紙では、家族や親戚の喪失については聞かずに友人関係の喪失を聞きました。友人関係の喪失体験は、学年が進んでクラス替えがあったときなどに、体験することが多いと思います。

中学校や高校へ進学すると今までの友だちではなく新しい友だちとつきあうようになります。友だちが多い子どもは、また、元気に友だちをつくっていくでしょう。しかし、それまでも友だち関係が苦手であった子どもに対しては、新しい環境になるときに気をつけてあげるとよいでしょう。新しいクラスメイトの中で緊張して生活しているでしょうから、家に帰ったらゆっくりさせてください。また、新しい友だちとうまくいかないことを相談されたら、本人がその状況をよく理解できるように援助してあげるといいでしょう。今までの友人関係とは違う新しい集団が、本人にしっくりくるようにしたいものです。

怒りの感情について

怒りは、適切にあつかうことが難しい感情です。怒りとうまくつきあうためには本人が上手に怒りを表現すること、そして周囲に受け入れられ共感されることが必要です。

10代のうつ病は、うつ気分と一緒に怒りの感情をもっていることが少なくありません。感情の抑圧が抑うつを起こすのだろうと考えられており、その抑圧すべき感情は、怒りや攻撃や衝動なのでしょう。こういう感情をコントロールできればいいのですが、コントロールがうまくいかないときがうつ病の状態であるかもしれません。

子どもたちは、怒りの感情について、自分で内的に意識しているようです。しかし、怒りは、共感されにくいものです。友人に話しても、同じ出来事に対して「そうだよな、僕も腹が立ったよ」という反応はなかなか返ってこないものです。

そして、怒りの対象は、人によってさまざまです。ある人が怒ることに対して別の人は気にしないのです。「クラスで騒いでいる子がいるのに、静かにしている自分が叱られた」ことに怒る子どもは、「不公平な審判のおかげで、自分のチームは試合に負けた」ことは気にしないでいたりするのです。

また、怒りの感情は、そのまま表現すると社会的に受け入れられないことがあります。審判に抗議することは禁じられています。不条理なことで教師に叱られても教室で反抗することはできません。そこで、子どもはこのような感情を意識しても行動には結びつけず、家庭に帰ってきます。子どもが話をしたときに、感情を受け入れ、攻撃を行動で示さなかったことを褒めることができるとよいでしょう。

最近は、無理なことでも言ったほうがよいという風潮が蔓延しています。そうでしょうか。周囲の人と長く良好な関係を築いていくには、相手の気持ちを考える行動が必要です。自分を大切にする気持ちがあるからこそ、相手の気持ちも大切にできるのだと思います。子どもがその場に応じた行動をしていて、抑圧した感情にひっかかっているときには、家族が感情を受け入れていくということがとても大切だと思います。

うつ病の予防

不安にせきたてられないようにしよう

何かをやろうとするときに、「これをやらないと大変なことになる」と不安にせきたてられるようにして心理的エネルギーを供給しようとしないことを心がけたいものです。

〝これをやっていることは楽しい〟〝困難だけれども一歩一歩進めてみよう〟〝よい結果でなくても、また新しい道を考えよう〟と楽天的に考えましょう。

〝いま、勉強しておかないと大変なことになる〟といった不安から勉強に取り組んで成績が上がった、という体験をあなたはどう評価しますか。

「成績が上がったからよかった」と思いますか。それとも「少しずつできることから勉強すれば不安に思うことなんてないわ。これからも、自分のできるところから少しずつやっていきましょう」と考えたほうがいいのか。後者のほうが、これから勉強するときに消耗してしまわないですむようになると思います。

友だちとうまくいかないとき

友だちとうまくいかないときや、仲よくしていたグループの友だちが、あなただけを誘わないときがあると思います。

その原因のひとつに、あなたをもう誘ったと思ってしまっていたり、あなたが最初に「その日は都合がよい」と言ったので、もう、あなたは行くと思い込んでいた、といったケースが考えられます。そういうときは、一番話しやすい友だちか、きついことばを言わない子に確認してみるといいかもしれません。「あら、みんな、あなたも行くって思っているわよ」と言われることも多いでしょう。

しかし、中学生年代の子どもたちにとって、そうでないときもあります。いじめのひとつに、仲間はずれにしたり、無視したりということがあります。無視されているのだったら、そのグループと仲よくしようと焦れば焦るほど、いじめている子どもたちの思うようになってしまい、さらにいじめられることが続いてしまいます。

だから、原因はどちらなのかを合理的に考えましょう。周囲の大人は、いじめを深刻にとらえないで、「だいじょうぶよ、あなたの考えすぎよ」とグループの子どもたちと仲よくすることをすすめてしまいがちです。

でも、子どもはいじめられないようにいつも気を配っているので、ちょっとした友人の言動の変化にも不安を抱きがちです。友人との関係がどのようになっているのか、どうして不安をもつのかということを、本人の体験したことを聞いてよく考えてみる必要があります。不安に立ち向かうときには、本人が十分に地固めをして本当にやろうと思うことをやっていくことが必要なのです。

否定的な考えにとらわれているとき、自分をどう考えるか

思春期の頃は、周囲にどう思われているか気になるものです。容貌やおしゃれや何気な

い仕草などに周囲の友人たちも敏感です。朝の支度に髪を何度もとかしたりしている子どもを見ると、「いいかげんになさい、遅刻するでしょう」と叱りたくなります。子どもは、いつからこんなに髪型を気にするようになったのでしょうか。髪型を気にするときは、他のことでも友人にどう思われるか気になっているものです。

テストで悪い点数を取るとみんなに馬鹿にされるのではないかと不安です。友人が笑い声をあげて笑ったのは自分の態度を笑ったのではないかとびくびくしてしまいます。「気にしないで」と言われると、本人は〝気にする自分がいけないのか〟と思ってしまうのです。

家族にどう思われているかということも気になります。勉強がよくできるとお母さんは喜んでくれた、できない自分をお母さんはどう思うだろうかと気にします。成績のよい子は自慢で、よく勉強する子をうれしく思っていました。でも、その子どもは最近勉強をしようとしません。「勉強しなさい」と言うと、不機嫌そうにしています。なかなか勉強しても成果が上がらないことを本人はつらく思っているかもしれません。

学校の担任から悪く思われたことに本人は不満げであることもあります。また、担任から「期待しているよ」と言われると、期待に応えられないと不安になってしまうこともあります。

このように、思春期の子どもは自分に自信がありません。そして、自分を強く意識しているものです。〝自分はだめだ〟〝自分にはできない〟〝みんなから嫌われているのではないか〟〝冗談を言って笑っていたけど、みんなは自分のことをおかしいと思っているのかもしれない〟〝お母さんはわたしのことを好きじゃないみたい〟と考えてしまっています。そして、〝みんなはわたしのことどう思っているのかしら〟といつも気にしています。

気にしないほうがいいというのは、本人もわかっています。でも、緊張していつも通りの自分でなくなると不自然で周囲とかえってうまくいきません。しかも、気にするといけないと言われると、気にしないようにしようとさらに緊張してしまいます。

〝だいじょうぶよ、気にしているあなたもそれでいい〟という態度でいるのがいいのです。気にしていることを「気にしているね」と言われるのはつらいものです。勉強ができなくても、なかなか勉強の成果が見えなくなってつらくなっていても、それでいいという存在が家族なのです。そう、期待した結果がでないでも安心していられる場所が家庭です。

前向き・積極的な考え方で勉強する

よく勉強し成績もよく友人もたくさんいるのに、自分はまだまだと思い、自分の苦手なところばかり考えている子どもがいます。そういう子どもは、英語をいつもよく勉強して英文読解や英文法がよくできるのに、リスニングができない、英作文ができない、どう勉強してよいかわからない、と悩んでしまうのです。こういう子どもは、できないということに混乱しすぎて、どう考えるとよいかわからなくなっているのだと思います。

つまり、英文読解がよくできていても、本人は、英作文ができなかったことばかりに気がいってしまいます。自分が努力をしているのに「そんなことは誰でもできること」と言います。よくない結果を大きく考えすぎてしまい、混乱して次からどうしてよいか考えることができなくなるのです。

テストの結果をこのように不安でしか受け止めることができないことが、次の猛勉強につながることもあるので、周囲はこのような子どもの態度を深刻には考えないことが多いようです。本人が「自分はだめだ」と少し話していても、親は子どもが多くの時間を猛勉強に費やしているので問題はないと考えるようです。

でも、勉強ばかりしているのは、不安で落ち込んでいた結果であるのならば、ちょっと待ってください。勉強することをとめるわけではありません。不安から勉強することは、自分が興味をもって勉強をする、自分の目標のために勉強するということとは違います。積極的な考えから勉強するということを大切にしてほしいのです。否定的な考えからの行動は、結果をいつも失敗だと考え、自分をだめだと感じさせ消耗してしまいます。

こういう子どもは、「英作文もそんなにできていないわけでないよ」と話しても、「できない……」と落ち込むだけです。こんなときは、「まず英作文の日本語を自分の得意な英文法の構文のどれを使うとよいのか日本語で考えてみて」とアドバイスすると、少し落ち着いて英作文の勉強ができるようになります。

以前よりもできてきたときにも、本人は「まだできない」と言いますが、「勉強する方法がわかって身についてきているよ」とできたことを確認していきます。

子どもは家族に気をつかっています

子どもは、家族や大切な人から「なくてはならない人」と思われていますが、そのことを意識せずに生活しています。時には、家族から大切に思われていることがわからなくなっています。〝自分はだめだ〟〝自分なんていないほうがいい〟と考えている子どもたちや、〝よい成績をとれない自分なんていないほうがいい〟と思っている子どもたちは、「自分が大切」という気持ちが育たないでいるのです。

子どもたちは、時には学校の友だちとうまくいかないで友だちがいないとか、自分はひとりぼっちと感じているかもしれません。そういうときこそ家族は、話し相手であるのです。友だちのように共感してほしいと思うこともあるでしょう。家族が、「そんなことばかりして遊んでいてはだめよ」と言ってしまうと、子どもたちは孤独感をつのらせてしまいます。一緒に遊ぶこと、一緒におしゃべりをすることも子どもにとっては大切な時間です。

子どもへの愛情は、テストの結果のよさや学校でみんなとうまくやってくることから起こってくるのではありません。子どもの心の優しさ、話しているときのやりとりの楽しさ、子どもから慕われるときや頼りにされるときの嬉しさから子どもへの愛情は育ってくるのです。

子どもに、〝そのままの自分でいい〟というメッセージをいつも出していることが必要です。子どもには、そんなことはわかっているから、と思われるかもしれません。でも、子どもは家族に気をつかっているものです。自分に自信があれば、誰かから愛されているという実感があり、自分を公正に評価することができれば、自分から積極的な行動ができるようになるのです。

子どもがうつ気分でいるときに家族はどうしたらよいのでしょうか

子どもが憂うつそうにしているとき、家族は子どもが楽しいと感じることをしてあげようと思うものです。旅行に連れて行くと気が変わるのではないかと考えたり、子どもが以前からしたいと言っていた習い事をするようにすすめたりします。

子ども本人が、今、何がしたいのか、ということを考えてみるといいと思います。何をしても楽しくない気分のとき、趣味とはいっても大変なことを始めたくはないでしょう。こんなときは、子どもにいろいろな提案をするのは、控えたほうがいいと思います。子どもが元気がないときに、何気なく過ごすということも大切なことなのです。家族は心配しているし、子どもは心配してほしいのだと思います。でも、いろいろ学校のことをたずねられたくはないのです。憂うつなときに、気になっていることを話すのは本人にとっては大変なことです。

子どもが悩みを抱えているときは、「こうしたらいい」という提案は、子どもにとってはつらいときもあります。悩みを解決するような行動ができないでいるのですが、子どもがどう行動しようか迷っているときに、子ども自身からいろいろな解決方法が出てくるものです。そうするとどうなるのか、という予測も子ども自身が思いつくことが正解であることが多いのです。子どもの周囲の友人の性格とか友人の状況とかは、子ども自身が一番よく知っています。こうするとこうなるだろうという考えが、あまりにも悲観的であるときは、子ども自身が話したがらなければ、それ以上は話さないほうがよいのです。

友人との関係がうまくいかないとき、すぐに解決しようとすると、かえってうまくいかないときもあります。「こんなふうで仕方ないのか」と思えると、友人との関係も余裕のあるものになるでしょう。うつ病のときは、悲観的なことばかり考えてしまいます。そういうときは、しばらく時間をおくことを本人ができないでいるのです。ゆっくりできるような環境を整えて、本人が自分のことを理解するようになるのを援助する。つまり家族が、子どもとそんなほっとした気分を一緒に楽しむことができるとよいのです。

〈文献〉

1) American Psychiatric Association: Diagnostic and Statistical Manual of Mental Disorders, 4th Edition, Text Revision DSM-IV-TR 2000.

第４章

うつ病の治療について知ってほしいこと

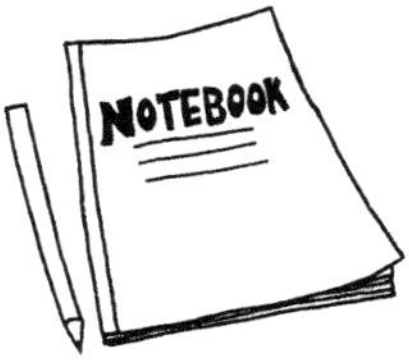

どんなときに病院やクリニックを訪れるとよいのでしょうか

いつ相談に行くか

うつ病の治療は、医療機関だけで行うものではありませんが、病院やクリニックでの受診のことを考えてみたいと思います。まず、どんなときに医療機関での受診を考えるとよいでしょうか。うつ気分やうつ症状が、見ていてよくなっていくのならばよいけれど、そうではなくてうつ症状がひどくなってしまうようなときには、医療の助けを借りたほうがいいでしょう。うつ気分や不安からの考えにとらわれて行動しているときは、本人はかなり消耗しているのです。

勉強を続ける集中力がないのに机にかじりついているというときは、不安で緊張しているのでリラックスして過ごす時間がありません。子どもは勉強しようと机に向かっているのですから、何も心配することはないと思われるかもしれません。しかし、不安に駆られて行動しているのでは消耗するだけです。猛勉強をしていても、落ち着いて自分のペースでやっていたり、ほっとする時間を自分でもてているときには、心配ありません。〝成績の悪い自分なんて価値がないんだ〟というような気分にとらわれているときには、専門家のアドバイスを求めることを考えたほうがよいでしょう。

本人に援助してくれる人がいるときはいいかもしれません。援助してくれる学校の教師や先輩や友人がいるときには、様子をみるとよいでしょう。つまり、憂うつな気分でいることを理解してくれて、本人のできることを一歩ずつ進めていくことを一緒につきあってくれるような人がいるとよいのです。本人が〝少しずつ自分のやりたい行動ができている〟と実感できるように進んでいるときには、しばらく様子をみるのがよいと思います。

どこに相談に行くか

しかし、多くの場合は子どもが元気がないと思うけれど、どう話しかけたらよいかわからないし、病院に行こうとすすめてよいものかどうかわからないというのが本当のところでしょう。また、病院に連れていこうと思っても、ではどう言って子どもを病院に連れていったらいいのか、どこの病院に連れていったらよいかもわからないのが現実でしょう。

そんなとき、家族の相談できる機関や場所があります。保健所や市町村の保健センターには、保健師や精神保健福祉相談員がいます。うつ病の家族の相談は、医療機関にかかる前でも医療機関にかかっているときでも相談できます。また、精神保健相談といって、決まった日時に精神科医などが相談を受け付けるときがあります。そういう機会を上手に利用されるとよいでしょう。

精神保健福祉センターも、精神保健相談を行っています。保健所や市町村の保健センターから紹介されることもありますが、ご家族が自ら連絡して相談することもできます。

子どもに元気がないのは、小児科や内科の病気である可能性もあります。ずっとかかっていた小児科の医師ならば、子どもさん本人も行きやすいでしょう。小児科や内科で病気なのではないかを診てもらうことは、ひとつのステップになります。今の「元気のなさ」をどうやって扱っていこうかということを、本人と家族が一緒になって取り組んでいく、そのための一歩になればと思います。

児童相談所も、18歳未満の子どもについて本人や家族からの相談を受けてくれます。

相談は家族のためにもなる

家族が相談するには、これらの機関の相談窓口がよいと思うのですが、相談というのは人と人の関係の中で行っていくことなので、〝わかってもらえなかった〟〝親の責任と言われたように思えて余計につらくなった〟と感じることもあるかもしれません。しかし、家族の方にいろいろなことをたずねたりするのは、親のせいで今の状態になったと相談員が思っているからではありません。親が子どものことをわかっていて、一番治療の援助の中心になってくれると考えているからでしょう。

相談すると家族もほっとするものです。どう考えていけばよいのかということがわかっていけば、家族にも余裕が生まれます。そのためにも自分に合った相談者を探すことは家族にとって重要です。どう話しかけて子どもと病院に行こうかということも、家族がひとりで悩まずに、相談できるところで相談するとよいでしょう。

子どもは、今の状態についてどう思っているのでしょうか。子ども自身がつらいと思っていることはどんなことでしょうか。子ども自身は自分の今の状態をどんなふうに考えて、自分ではどんな解決法を考えているのでしょうか。そんなことに対し、家族がアドバイスするときも、医療機関や専門機関で相談するときも、本人やご家族の考えている方法を否定して新しい方法を考えるわけではありません。これまではこんなふうにやってきたが、それでうまくいかない、だから、これまでのすべてがいけなかった、ということではないのです。

憂うつである子どもに家族が心配している気持ちが伝わらない、何を話してもうまく噛み合わない。そういうときには子どもの状態を理解して、どう話すと子どもが安心して話せるようになるか、家族の心配している気持ちを子どもが負担にならないで受け止めてくれるにはどうすればいいかを考えてみることです。家族だけではうまく解決法が見つからないときに、他からの援助を得られることは望ましいことだと思います。

子どもがひとりで医療機関を受診するとき

子どもがひとりで病院に行きたいということもあります。これは、自分の感情と、自分の行動から周囲が感じていることに違いがあることを認識しているのだと思います。ひとりで行きたいという気持ちを大切にするほうが治療としてはよいと思います。

本人自身の感情を大切にするということが伝われば、子どもは家族を医療機関に連れてきてくれます。ご家族のほうからも、子ども自身の感じている苦痛をなんとかしたいと希望しているということを、本人に伝えてもらえるとよいでしょう。

子どもではあるけれど、子ども自身が行動する意欲が大切です。〝自分の考えは通らないから〟〝自分が主張するとよくない結果になる〟という無力感が生まれないようにします。〝自分自身で困っていることを何とかしたい〟〝今の自分の気持ちをわかってくれる人がいるだろう〟と子どもは苦しい中にも援助を得たいという希望をもっているのです。

一番重要視しなくてはならないのは、子ども自身がどう思っているのか、ということです。病院に行くことがとても不安であるならば、本人が不安でないように付き添うことができるのも家族です。しかし、家族の心配があまりに強いと、家族と一緒であると感情的になってしまうと本人は思うのかもしれません。自分がどうすればよいのかわかっているのならば、本人に任せることもひとつの方法です。家族が心配してくれているのは、本人もよくわかっているのです。

子ども本人が受診を希望しているときは、自分で苦しさを感じて、誰かに相談したいのだと思います。実際、自分の今の状態をどう考えてよいのかわからない、と子ども自身が医療機関を訪ねてくることはしばしばあります。精神医学的に現在の見立てを本人に伝え、どう生活していくとよいかということを話すと、きちんと理解して「自分でやってみます」と言う子どももいます。そして、通院を継続することもあります。

子ども自身が自ら受診してくるときは、その子どもはきちんと自分の感情や考えを話すことができます。だから、自分で何が困っているのかということを伝えてくれます。本人は誰かから援助を得る力があるのに、なかなか周囲に援助を得るような適切な人を見つけることができないのだと思います。

ひとりで受診するのは、家族との関係が成熟したから

自分から受診する子どもは、自分の苦しさを医師にきちんと伝えて、これをどう考えるのか、どうしていったらよいのか、誰からサポートを受けたらよいのかと聞きます。自分

でできないことについて周囲を信頼し、依存しないで自分らしさを大切にしながら、周囲に助力を求めます。家族に援助を求めるのはうまくいかないが、これをどう理解してもらえるかを自分から相談できるのです。10代は、大人と子どもの中間にいます。自分の感情を理解してくれ、信頼できる人から援助を受けようとするのは素晴らしい発達です。

家族に受診したい旨を伝えたが、受診を反対された、ということが少なくありません。家族としては、〝どうして最初に家族に相談してくれないのだろう〟と思ってのことだろうと思います。子どもが心理的に発達すると、自分の悩みを家族だからこそ逆に話しにくいということがあります。心配をかけてしまうのではないか、家族から言われそうなことは自分にはできない、そうしたら家族はどう思うだろう、など家族との関係が成熟してくるからこそ話しにくいこともでてくるのです。

医師は、中学生や高校生がひとりで医療機関を受診したときには、家族の方にも病院に来院してもらうように話します。家族に理解し協力してもらうことが必要だからです。しかし、思春期は、自立心の強くなるときです。自分の気持ちを家族に話したくない、という彼らの気持ちも大切にしなければなりません。もっと大人になれば、自分自身を大切にしながら、周囲の人に適切な援助を求めていけるようになるでしょう。でも、思春期のころは自立心が成長し自分のことは自分で決めたい、自分で判断したい、と思う気持ちが強くなっているのです。

ご家族の不安もわかります。医療機関について不安のあるときには、保健所や保健センターで医療機関のことをたずねてみてください。信頼でき、安心してかかることのできる医療機関だとご家族も考えていると、子どもさん自身も安心して相談できます。

医療機関を訪ねたなら

思春期の子どものうつ病ならば、うつ病の他に合併している疾患がある可能性があり、それらをみてもらう必要があります。また、子どもの感情の不安定さは、思春期の正常な発達過程で起きる範疇のものかどうかの区別をつけて見通しを立ててもらえるでしょう。うつ病という診断を受けるだけでなく、その他の疾患についても医師は考慮しているので、はっきりと理解できないときは、たずねてみるとよいと思います。

医師の診断というのは、合併症やその後の見通しまで考えています。それらを総合して、治療をどうするかという説明を受けると思います。本人は、この嫌な気分から抜け出せるなら何でもやってみたいと思うようです。いい医者は、本人にとっての「いい医者」なのです。本人が〝自分の気持ちをわかってもらえている〟と感じられるということです。

子どもが医療機関に行きたがらないとき

「子どもにどうやって病院に行こうと言ったらよいでしょうか」という質問をよく受けます。

うつ病のときは、子どもの場合も本人が一番苦痛を感じています。本人の内的な問題が主なものなので、むしろ家族や友人も気づかずにいることもあります。苦痛を感じている本人が病院に行きたくないと考えるのは、

・自分の心の問題だから、誰かに頼ってはいけない。
・自分のことをわかってもらえないだろうと思う。
・自分の今の生活を批判されるだろうと思う。
・もともと自分の気持ちを誰かに伝えるのは苦手で、今はもっとできない。
・新しいところに行くなんてとてもできない。
・家と学校以外のところへ行こうと思えない。

などと感じているからでしょう。

自分が話せないときや話したくないと思うときは話さなくてもよいこと、そして家族と

しても病院を頼りたいことなどを伝えるとよいでしょう。

病院に付き添う人は、一番身近な家族がいいと思います。本人が不安定になってから、父親の言うことならきくというので、父親に対応してもらっているのならば、初めから父親にも付き添ってもらうとよいと思います。家族の中に病院に行かないほうがよいと考えている人がいれば、それは家族の問題として、うつ病の子どもを巻き込まずに解決したいものです。

子どもを育てていく過程では、周囲のかかわりのある大人の意見が一致しているとよいのですが、そうできないときもあります。子どもの問題で家族がけんかをするという事態になることだけは、子どものために避けたいことです。初めて病院に行く日は、本人も家族も自分の気持ちがわかってもらえるのかどうか不安で仕方ありません。子どもも本人はいらいらしているので、家族の緊張を感じ取って怒り出してしまうこともあります。

初めて病院に行くきっかけは、親子の大喧嘩だったということもあるぐらいです。それほど病院に行くというのは、迷った末の大きなストレスだと思います。

診察室で、何をどう話したらよいの?

医師にかかるときは、「自分が何に困っているのか」「医師に何を求めるのか」ということがはっきりしているとよいでしょう。医師と話すうちに、自分の気持ちが整理できることがあると思います。医師は、患者さんの訴えの中から、患者さんが問題だと感じていることは何なのか、医師への期待は何かということを判断していきます。

子どものこういうところが心配だけれど、本人は、「そんなこと何とも思ってない」と言うことがあります。「何とも思ってない」と言うときは、本当に本人が悩んでいることとは違うことであるときもあります。また、本人は自分でも周囲の助けを借りても解決できないほど大きな問題に思えて、そのことをもう考えたくないのかもしれません。医師から聞かれたことを話したくないときには話さなくてよいのです。初めて会った医師に、話せないというのは無理もありません。ですから医師は、話されたことを受容的に聴くという姿勢でいます。医師への信頼関係ができてから話せることはあると思います。

学校にはどう相談をしたらよいのでしょうか

学校にはどう伝えるとよいのか

医療機関にかかること、医師から言われた診断名などを、子どもの関係する学校や塾などへどのように伝えるかは、子どもさんの意思を尊重してご本人とご家族が相談して決められるといいと思います。〝どのように説明するとわかってもらえるだろうか〟とか〝誤解されないだろうか〟などと不安なときは話さない、ということも子どものためになると思います。

担任の先生には、こういうように説明すると理解してもらえて子どもが困ったときにも力づけてくれるだろうと思えるときに、子どもさん本人と相談して、子どもさんが了解したときに、担任の先生にだけ話してみるというのではどうでしょうか。担任の先生から他の先生に伝えてもらうかどうかも、どんな伝え方をしてもらうのかということも含めて、よく考えてからにするといいと思います。

子どもさんは、目の前にいる相手を見て信頼して、その人に自分の気持ちを話します。信頼するときには、他の人には自分の問題は不用意に伝えられることはない、という安心感が必要です。

そういう点も含めて、学校との関係をどうするかは、とても悩むことだと思います。うつ病の治療について学校が理解を示してくれていると安心なのですが、学校との関係は、それがどのように始まったかでかなり違うと思います。学校に通っていて本人が担任教師に相談しているときがあると思います。そうすれば教師も心配してくれているでしょう。本人が教師に自分の状態をきちんと伝えられるならば、そのことを任せてもいいと思います。家族から話してほしいと本人が言うときには、家族が教師と話す機会をもつことになるでしょう。

信頼できる教師に対応してもらう

一方で、学校を長く欠席しているのに、教師はどのようにそれを解釈してくれているのかわからないということもよくあります。

最近は「子どものうつ病」という診断も稀ではないのですが、医学的な診断名を言われても、教師は医療関係者ではないので、すぐに適切な判断ができるというわけではありません。また、医療関係者であるからといって、すぐに個々の人に適切に対応できるわけでもないのです。うつ病という病気は、その病気に特徴的なものはありますが、生活の中でうつ病をどのように扱っていくかということは個々に違っています。だからこそ、学校生活にどれくらい影響しているかということを考えなくてはなりません。

勉強に集中できなくて課題がこなせないので学校を欠席しなくてはいけない、というケースもあるでしょう。そんなときは、学校に家族から説明して理解してもらわないといけません。学校の中で誰が知っているとよいかということですが、信頼できる教師に理解してもらえばいいのではないでしょうか。他の教師は、その教師の判断を信頼するとよいと思います。クラスメートには細かいことを伝えたくないだろうと思います。ひとりひとり違った解釈をしますし、それに対応していると疲れてしまいます。本人を支えるためには、信頼できる教師に自信をもって対応してもらうことがとても大切です。それによって周囲の理解も違ってくると思います。その先生がきちんと対応してくれれば、クラスメイトも、その子をあたたかく見守ってくれるようになると思います。

地域の学校か、遠くの私立学校か

もちろん、学校によっても違います。現在は、たくさんの教育の受け方があります。小学校から私立に電車通学している子どももいますし、中学校受験を考えて勉強している小学生もいます。いずれにしろ、地域の学校に通っている場合とそうでない場合で違いがあると思います。地域の学校は友人関係が長く続きます。

幼いころからずっと同じ友人関係を続けていると、周囲もその子のことを〝あんなやつなんだ〟〝でも悪気はないんだ〟というように理解してくれます。子どもも周囲の友だちがどんな気質でどんなことを思っているのかというのがわかっていて、安心して生活できます。

このように地域の学校のよさは友人関係が継続するということでしょう。しかし、教師は教育委員会から派遣されるので、転勤もあり担任も替わって継続性がありません。一方、私立は新しい友人関係ができると人間関係を継続していくことができます。どちらがよいかは、子どもの特徴によるでしょう。

小学校と中学校・高等学校の相違

小学校のときは、担任教師が授業も受け持つことが多いので、教師との関係がより近い距離にあるようです。ですから、子どもが調子をくずしたときに、担任教師にわかってもらえそうに思いますが、実際はそうではない場合もあります。それはクラスに問題があるような場合です。例えば、いじめ・いじめられのあるクラスは、担任教師はそのことを知っています。それなのに対応してくれない教師に、子どもは複雑な思いを抱いてしまうのです。

つまり、小学校ではうまくいっているときは、クラスや担任は良好に機能するのですが、最近はそうでないことが多いようです。クラスが子どもの問題を受け止めることができないときには、それに替わる他から援助を求めるとよいと思うのですが、多くの人の心には小学校のクラスは家庭のようにうまくいくものという思い込みがあるようです。家庭にしても、周囲との関係があったりサポートがあったりしてより円満にうまくいくものです。

今の社会では、子どもにしろ大人にしろ、適切な距離のある関係がうまくいくようです。親密すぎることを期待されるような関係はうまくいかないことが多いようです。そして、うまくいかなかったときに修正をきかせる術がないのです。

小学校の担任教師はクラス運営の責任を負っていますから、うまくいかなかったときの責任も解決もすべて担任教師にかかってきます。積極的に他の教師に相談をつないでいくように、親からも働きかけるとよいのでしょう。

中学校になると、子どもに教師を見る目ができてきます。例えば、わかってくれない先生には話さなくなったり、先生からかけられたことばが心ないものだった場合は、その先生を信用しなくなります。いずれにしろ、教師全体に怒りをもつよりも〝いろいろな先生がいる〟と客観視できるようです。

そして、高校になってからの一番の問題は、単位、進級の問題です。出席日数や成績などが進級に大きくかかわります。進級の問題を明確化しておくべきでしょう。今子どもに言うことはできないからと黙っておくと、最後になって悪い結果が出てしまいます。担任教師と密接に連絡をとって、進級の問題は早くから考えておきましょう。そうすれば、悪い結果が出ても本人は受け入れられるし、時間があれば、次の生活を考えていけます。

スクールカウンセラーと養護教諭

また、スクールカウンセラーや養護教諭とよい関係を築いていけるといいと思います。それにより安心できる場所や相手が増えるのです。スクールカウンセラーや養護教諭は、学校にいてくれるので、学校に不安があるときや学校生活がうまくいかないときには、とても力になってくれます。子ども自身、スクールカウンセラーや養護教諭のところには通える、ということがあります。子どもがスクールカウンセラーや養護教諭のところに通えるということは、スクールカウンセラーや養護教諭と一緒にいると安心できると思えるからにほかなりません。

子どもにとって、スクールカウンセラーと養護教諭のどちらがよいかは、個々のケースによって異なりますが、学校にたくさんの職種の人がいて、子どもたちの選択の幅が広がるのはいいことです。養護教諭は保健室にいますから、子どもたちはみんな知っています。初めて話すときに、どんな先生かわかっていると安心でしょう。

子どもが自分から、スクールカウンセラーや養護教諭のところから教室に戻ろうとすることがあります。しかし、スクールカウンセラーや養護教諭から教室に戻ることをすすめられてしまうと、自分の居場所がなくなってしまうように感じてしまうことも少なくありません。また、スクールカウンセラーは担任の教師にも本人の状態を伝えてくれるだろうとか、スクールカウンセラーが教室に戻るように促してくれるだろうとかという期待はしてはいけません。学校の職員であるということは、教室や担任教師とも距離が近いということです。

子どもが担任教師に相談することもありますが、子どもが担任教師に相談せず、スクールカウンセラーに相談したということは、学校についての悩みをより理解してくれるだろうという期待と、教室の生活自体からは少し距離をおいて話をしたいということだと思います。そこで、スクールカウンセラーが教室との距離を縮めてしまうと、子どもは逆に不安になってしまうのです。

スクールカウンセラーや養護教諭と医師との連携は、子ども本人や家族が行うと一番うまく運びます。「病院ではこんなふうに言われています」「スクールカウンセラーのところにも通っています」と話せるといいでしょう。また、それぞれで進んでいる治療をうまく組み合わせるようにするのは、当人がそれぞれの治療のステップをよくわかっていないとできません。それぞれの治療について何を目指して今はどれくらいなのかということが説明できないときは、医師にもスクールカウンセラーにもそれぞれの治療についてわかりやすく説明してもらいましょう。

家族はうつ病をどう考えるとよいのでしょうか

家族の心配していることと本人の思いが違うことがあります。家族が心配したり気を配ったりしているとき、いつもなら子どもなりに家族の気持ちにも配慮してくるものです。でもうつ病のときは、家族からの気配りで、ほっとした気分になれなくなっているのです。一方家族は、少し話すだけでは本人に感情が伝わらないように思って不安になり、逆にもっと強い調子で話してしまいがちです。そうすると、本人はさらに家族とは接したくないと思ってしまいます。

本人の苦しさは、本人が感じているのです。うつ病は周囲から見ても元気がないのがわかるときもありますが、本人の内的な苦しさはそれ以上のものがあるはずです。

家族は家族なりに子どもの現在の状態を解釈していますが、子ども自身は、自分の考えと違うと感じていると、家族との間を調整しようとは思わないようです。きっといつもの子どもならば、自分の考えを家族に話してみようと思うでしょう。しかし、うつ病のときは家族と話すという考え自体が浮かばないのです。もちろん、どのように話してみようかと思いめぐらすこともできません。つまり、周囲の人と話したり、周囲の状況に柔軟に対応することができなくなってしまっています。

本人の苦しさを本人が話せるようになるには、本人がその苦しさをどう考えているかも含めて、家族が柔軟に本人の思いを受け入れることが求められています。

家族が子どものことをうつ病でないかと心配していても、本人が自分ではうつ病とは思っていないことも少なくありません。本人がうつ病を考えていないときは、本人の苦しい気持ちに共感できるようにするとよいでしょう。本人が自分の苦しさを話せて、「話してくれてよかった」と家族が本人に伝えると、本人はもっと自分の気持ちを話していこうと思えるでしょう。家族との関係で、本人が苦しさをわかってもらう体験をすることが、他の専門家ともよい関係を築いていけるステップになります。

医師と家族の関係

本人の話すことから本人の内面的な症状がわかります。うつ病は本人の内的な問題が症状であることが多いので、本人の思いを中心に聴く必要があるのです。家族が心配に思っていることとは違うかもしれません。一般的に、家族は本人が毎日の生活をどのように送っているかということから心配することが多いようです。

もちろん、家族とは穏やかに過ごせているか、自分なりにやりたいことができているか、友人とは交流できているかといったことは、家族がきちんとみていてくれるものであり、そのような情報も医師にとっては重要です。しかし、本人は、そのことを医師に話されたくないかもしれません。自分の毎日の生活は、自分の気分からどうしようもなくなってしまっているもので、自分の気分への理解の前に、自分の生活の様子を話されてしまい、自分の気分が受け入れられなかったらどうしようと不安に思っているかもしれないのです。

また、本人は、自分の症状を控えめに話すことが多いようです。きっと、〝こんなこと考えてはいけない〟〝こんなふうに感じる自分がいけない〟〝自分が怠けているだけだ〟と思っているのでしょう。そして、子どもがうまく話せないときもありますが、そういうときには無理しなくてもよいのです。子どもが話せないのは、〝自分の感じていることをこんなふうに思ってはいけない〟と考えているときなのです。話せないことは、話さなくてよいのです。本人の話したくないという気持ちを尊重していくことも、信頼関係を築くには必要なことです。このため医師は、本人の信頼を得て安心して話せるように努力をします。家族にもそのことに協力してもらえると診察はうまくいくものです。医師は子どもの感情を受け入れるように、ことばでも態度でも伝えていきます。

話せるようになってから医師に伝えればよいのです。子ども本人が感じていることを話すことができ、それを誰かに受け入れられるということは、治療の一歩です。

大切な家族の役割

家族ができることはたくさんあります。その基本は、子ども本人が治療していることを支えていくことです。子どもが毎日の繰り返しの中でも生活を継続していけることは素晴らしいことなのです。だから一つめとして、そのことを本人が積極的にとらえていけるように援助することが重要です。「今日も、やれたのはよかった」「うれしいよ」と伝えていくことです。

二つめは、本人が行動を広げてしまい過ぎないようにすること、すなわち、落ち着けるように、ゆっくりとさせることです。「気晴らしをしたい」と子どものほうから言ってくることもあるでしょう。気晴らしがうまくいくときもあるのですが、あまり動き回るよりも、じっとしているほうがいいのがうつ病なのです。同じことでも毎日繰り返しできるようになっていくということは進歩なのです。次々に新しいことを始めていくことが、治療が成功しているということではありません。

子どもが不安になっているときは、心理的に受け止めることも必要です。また、うつ病のときは、ちょっとした自分の手順の違いから結果が自分の思わない方向に向かうと、どうしていいかわからずに不安になってしまいます。そういうときは、「前に戻ってゆっくりまたやりましょう」と子どもの次のステップを上手に見つけてあげられるとよいでしょう。子どもが不安になって感情的になっているときこそ、家族は落ち着いて、本人のできる行動を示して待っていることが大切です。

不安から動けずにいるときに、その場で適切なアドバイスができるのは家族です。治療の見通しは、こうやって家族が治療を支えていると実感できるものです。医師には、そのときどきのうまくやれたことを報告していくだけでいいでしょう。

医師は子どもとの関係を大切にしますが、医療行為（投薬やカウンセリングも含めて）には親の同意が必要です。一方、子どもの自己決定を大切にしたいというのが、カウンセリングの基本ですから、医師は子どもの治療に際して葛藤する立場に立たされます。親が子どもの考えと対立するときがあります。親は子どもにこうしてほしいと願っているのですが、その気持ちに子どもが反発しているときがそうです。子どもの反発が強くて、親の願いを話すことは逆効果になるというときもあります。反発しているという状態は、よいことではありません。子どもは自己決定を自信をもってしているわけではありません。親が言うことに反発してみることで、自分の存在を確認しているというケースが多いのです。

医師は、親と子どもが対立しているときは、子どもには〝どうして親がそういう願いをもっているのか〟〝自分は本当はどうしたいのか〟ということを子どもが考えていけるようにします。しかし、子どもが親に反発するのは自分に何かやりたくないことを言ってくると思って怒っているので、その怒りを受け入れないと子どもは次の考えに進めません。それを行うのが医師の治療のひとつなのです。

これまで述べたように、思春期の子どもの大人への反抗はよく起こります。でも、思春期の不安定な子どもにとって、周囲の大人たちが同じ態度でいるということは、子どもを安定させるのに重要なことです。だから、医師と家族が共通した子どもにとっての見通しをもっていることが大切です。

本人が「親には秘密にして」と言うときは……

医師が治療をするときには、基本的には本人と家族の両方にきちんと治療法を話します。しかし、本人が家族には伝えてほしくないことを医師に話すことがあります。「このことは親には言わないで」と伝えられたことは親には言えませんが、そのことを親に伝えたほうがよいこともあります。そのときは子どもとどういう伝え方をするかということを話し合います。どうしても伝えてほしくないということになったら、それは持ち越します。そして、子どもと医師の信頼関係が強くなり、また、子どもが自分に自信をもてるようになってくると、そういうことが少なくなってきます。子どもが自分から、「きちんと親にも話した、わかってもらえた、話してよかった」と言ってくれるようになるのです。信頼関係を築く途中で、「このことは親には秘密にして」という場面があるので、医師は慎重に対処しています。

親が、「今はこういうことに注意してください」ということを医師から話されたとき、そのことがわかりにくければ、また、そのことがとても心配なことであれば、親は医師に遠慮せずたずねてみましょう。また、医師から言われたような状況になったときに、すぐに医師に連絡したほうがよいのかどうかを確認しておくとよいと思います。どれくらい様子をみていてもいいのかどうかは、医師のほうから話されると思います。

診断の根拠をきちんと聞くことは重要です。とくにうつ病は臨床的に診断する病気ですから、医師はどのような症状であったかということから診断しています。だから、子どもが何と言っていたかということを聞くよりも、親が子どもの状態をきちんと話して、その状態への判断を聞くほうが医師としては答えやすいのです。

子どもが医師に話したことは、そんなに特別なことではないだろうと思います。医師がうつ病を疑えば、うつ病の症状があるかどうかを聞いていきます。そのときに、子どもがあらためて自分の状態を振り返る場合があります。ご家族に状態を聞くこともありますから、ご家族も本人の状態で心配なことを話し、医師からの質問で、本人の状態をより理解していくということができるでしょう。

よくもちいられる治療

抗うつ剤の服用について

うつ病は、多くの場合、抗うつ剤と精神療法を組み合わせて治療します。精神療法とは、医師と話すことなので、治療を受けているという実感がないかもしれません。現在は、多くの場合、決まった形をとらずに患者さんの状態に柔軟に対応して治療することが行われています。抗うつ剤も服用し始めてすぐに効果があるわけではありません。一度だけ服用して止めてしまうと、抗うつ剤の効果があったのかなかったのかわからないということになります。

また、最初に処方された量をずっと継続するわけではありません。副作用もなく効果もなければ、抗うつ剤の量を慎重に増量します。少量では効果がないときも増量すれば効果があることが多いのです。少量を服用しただけで、次の薬に変えてしまうと、本当に前の薬で効果があったのかどうかがわかりません。

抗うつ剤を服用し始め、それを増量しているときは、副作用に注意しなければなりません。〝死にたい〟とか、〝落ち着かない〟などということを感じていないかを注意して観察していく必要があります。

本人に合った適切な抗うつ剤の量を見つけるためには、しばらく時間が必要なのです。もちろん、少しでも早くよくなりたい、と思われるでしょうが、焦っても仕方ありません。主治医も少しでも早く患者さんにいい状態になってもらいたいと思っています。しかし、焦ると少量の薬であきらめて、別の薬の服用を考えるなど、よい結果にはなりません。適切な量であるかどうか、今は効果がなくても6週間は様子をみることが必要です。薬を切り換えるときも、徐々に前の薬を減らして、新しい薬の服用を始めることになります。

将来、もっと医学が進歩すればこの患者さんにはこの薬をこれだけの量だけ投与するということが、検査などでわかるようになるでしょう。しかし、医学が進歩しそれが一般臨床に用いられるようになるまでには、まだ少し時間がかかります。それまでは、患者さんの臨床病状から薬物の種類を選んだり、薬物の量を決めたりしなくてはならないのです。

現在の医療では、まず医師の面接による症状の把握があります。そして、少量から抗うつ剤を始めて、最適な量を医師の面接による症状と副作用の情報から考えていくしか方法はありません。医師は、副作用について十分に説明しなくてはいけませんが、それで家族が不安になって、服用するときに不安げに見ていては、なかなか抗うつ剤は効果が現れないものです。

服用を中止するとき

症状がよくなっても、何カ月かは抗うつ剤の服用を続けます。抗うつ剤を急に止めないでください。抗うつ剤は徐々に減量して中止する必要があります。もし、抗うつ剤を中止したいと考えるのであれば、医師に相談してください。繰り返しますが、中止するときにも徐々に減量する必要があるので、服用方法などを十分に知っていないといけないのです。抗うつ剤を服用して何カ月か経ったら、このまま再発予防も考えて服薬を継続するか、中止してみるか慎重に判断します。薬を中止するときは、生活も安定しているときがよいでしょう。気分もよくなりやる気も出てきて、以前のように生活できるようになり余裕も出てきたときに、薬を中止することを考えるとよいと思います。

精神療法について

精神療法は、ことばを主な媒介として患者さんと相互に関わり、医師が患者さんを理解し、患者さん自身も治療を理解して進めていきます。病院に行くと医師と話すことは自然

表4-1　うつ病に使われることの多い精神療法

□　支持的精神療法
□　認知行動療法
□　対人関係療法

なことですから、どこからが精神療法なのかわからないと思われる方も少なくありません。

「ここからは精神療法です。週に1回45分ずつ行います。毎日を苦しくなく過ごせて、より充実した生活が送れることを目標としましょう」といったオリエンテーションをして、きちんと週に45分ずつと時間を決めて行うこともあります。多くの医師は、最初に患者さんに会ってその状態を知るところから精神療法が始まっていると思っています。患者さんの状態に合わせて、その後の治療も週に1度から2週に1度と柔軟に変えていきます。

精神療法は患者さんに共感的受容的に接することを基本としています。また、精神療法は社会的機能についても十分に考慮します。本人の苦しさと社会機能との関係がうまくいかないときにも、精神療法では直接に批判的には話しません。本人の自己決定を大切にします。そうして最終的に本人が自ら社会に適応的な行動を選び、生き生きとした生活を送ることを目指します。

精神療法の中で、支持的精神療法は最も基本的なもので、患者さんに病歴をたずねるときから用います。認知行動療法は、自分が行った出来事をどのようにとらえるかということに注目し、自分の行動を次のステップへとつなげていくものです。対人関係療法とは、うつ病の患者さんの親密な人との対人関係に注目します。現在起こっているその人との問題は何であるかを理解し解決していくわけです。

支持的精神療法について、少し詳しく説明します。

支持的精神療法

支持的精神療法では、共感することが一番大切なことといわれています。共感することは、治療関係をつくり継続するために必要です。換言すると、支持的精神療法は、患者さんの感情や毎日の生活について理解し受容し共感するということです。医師は、患者さんの状態をたずねていくときから支持的に接しようとしています。だから、特に面接は週に1度、1回45分とかの構造を決めずに始めます。

支持的精神療法は、特別なものとは考えられていません。つまり、どのような治療法を用いるとしても、その基盤には支持的精神療法があります。診断するための面接や患者さんの主訴をどう考えていくか、というときにも支持的精神療法は使われます。医師のもとを訪れた子どもに、病状を判断するため様々なことを聞くときにも、支持的精神療法の共感をもって聴くという態度で医師は接します。

医師は、診断の結果を伝えてくれるでしょう。そのときにも、どう治療していくか、今はどのようなことを目的にしていこうかということを医師は話します。診断というのは、患者さんを理解するためのひとつの手がかりです。診断には、病名だけでなく重症度やその状態がどれくらい続いているのかということも含まれています。診断とともに患者さんのもっている問題、家族や友人との関係、本人のもっている回復力、そして周囲から得られる援助なども考えて、医師は治療方針を伝えるのです。

患者さんと医師の信頼関係で成り立つ

医師は、患者さんとの関係を大切にし共感的に考えて治療方針を伝えます。そして、そのとき患者さんがどのように感じたかということも知ろうとしています。患者さんの自己評価が低いときには、患者さんの考えや行動に対し受容的に接します。こうして自己評価が低いために症状をあまり語れないでいる抑制的状態を和らげます。症状への自責的な解釈には、「あなた自身はそのようにお考えなんですね」と自責感からの苦痛には共感し、しかし、患者さんが自責的な解釈から距離を置けるように試みます。そうすることによって症状を的確に把握することができます。

治療の経過の中で、患者さんは症状が改善してきても、よいことには反応しにくいところがあるので、「よくなりました」とは言ってくれないものです。そういうときに、日常の生活をたずねて、「すこし気分はよくなりましたね」と確認していくようにします。患者さん自身がリラックスした気分になれるように、自分で努力していることには共感し受容していきます。生活の中のどうしてもやらなければいけないこと、身じまいなどの毎日のことができていることを患者さんが積極的に評価することができるように「共感」していくわけです。そして、生活が快適になるように自分自身で考えていけることをサポートしていきます。

家庭においても、感情的になることをコントロールしていけるような方法を患者さん自らが見いだそうと工夫していること、そしてその努力を自分で認めていけるようになることが目標です。このため、その時々の症状への適切な理解がされるように説明していきます。

患者さん自身が、自分で自分の症状を的確に判断できるようになることも目標です。そして、自分でできることを見つけて、そのことがやれた自分を自分で評価できるようになり、自分でできないことは周囲の人に援助を求めることができるようにします。〝自分で何とかしなければ〟と考えている患者さんに、「友だちに助けてもらえたことはよかったですね」と話していくというわけです。

支持的精神療法では、患者さん自身の力をサポートしていきますが、患者さんが何を答えていいか困惑してしまうような質問をなるべくしないようにします。答えやすい質問を選びます。医師から質問されたことに何を答えていいかわからないとき、質問の意図と違う答えをしてしまったようなときは、患者さんが話しやすいように進めていきます。例えば、自責的なことばかりが続いてしまうときは、話題を変えたり、面接をそれ以上続けずに時間をおいてみます。

支持的精神療法は、医師と患者さんとの信頼関係で成り立っているのですから、医師は信頼を得るように努めますが、信頼が得られていないときは精神療法は機能しなくなります。そして信頼を得る手段が、これまで何度も強調しましたが、共感なのです。

自分の感情が理解されていると思えたときに、相手への信頼も生まれると思います。医師は批判するようなことをせず、患者さんを主体に考えています。患者さんの感情を抑えるのではなく、機能的に表現できるように助けます。怒りを攻撃的な行動で表すのではなく、怒りという感情を適応的な表現で表すことにより、周囲からの共感を得られるように、患者さん自らが考えられるように援助します。

社会的問題への配慮も重要です。うつ病は、ひとつの原因で起こっているわけではありませんが、うつ病の誘因となった出来事が明確なときも少なくありません。家族の中に葛藤があり緊張した状態である場合や、学校で勉強もしくはクラブ活動の練習が厳しくてこなせないようなとき、友人関係が排他的で馴染むことが難しいケースなどがあります。これらの誘因は本人ひとりが頑張ってもなかなか改善されないことでもあります。周囲がストレス状況を理解し、少しでもストレスを取り除くことができればよいでしょう。生活の状況をよくみていくことは、うつ病の治療にとって重要です。

薬物療法について

うつ病は、脳と心の両面から起こります。心とは、いろいろな出来事や周囲の人との関係などから起こる情動や感情のことを指します。そういう心の動きが脳にある作用を起こし、そして、脳のメカニズムの変化が、また心に影響します。

うつ病のメカニズムには、いろいろな仮説がありますが、主に脳の中の三つの物質の働きのいずれかがうまくいっていないことが原因だといわれています。三つとは、ドーパミン、ノルアドレナリンそしてセロトニンです。表4－2に三つの脳内物質の役割を示します。

表4-2　3つの脳内物質

ドーパミン
何かおもしろいことをやろう、という興味がでてきます。
ノルアドレナリン
さあ、やろうという意欲的な行動を促します。
セロトニン
不安を静め穏やかに気分を調整します。

うつ病の薬は、これらの情動や感情に関係の深い脳内物質のアンバランスをうまく働かせようとするものです。

主治医に薬を処方されたら、薬がどんな働きをするのか、よくたずねてみるといいと思います。

効果はゆっくり現れます。副作用のほうが早く現れるときもあります。そういうときも主治医と服薬の見通しを話し合いましょう。


不安やうつには、セロトニンが大きく関連しているといわれています。

抗うつ薬は、現在は主に、選択的セロトニン再取り込み阻害薬（ＳＳＲＩ）が使われます。子どものうつ病については、ＳＳＲＩのひとつであるフルオキセチンの有効性についての研究報告[1)]がありますが、日本ではフルオキセチンが使えないので、その他のＳＳＲＩを使っています。

実は、自殺を考えたり自殺を試みたりすることとＳＳＲＩとの間には関連があるのではないか、といわれます[2)]。すなわち、薬の副作用だとはいわれており、このことが子どものうつ病に対して抗うつ剤を使うことに慎重である理由のひとつです。しかし、どういう子どもたちに自殺のリスクがあるのかということはわからない、というのが現状だと思います。

ＳＳＲＩは、うつだけでなく、不安に対しても有効なので、不安症状に対しても用いられます。ＳＳＲＩは服み始めて１週間くらい経たないと効果が現れてこないといわれます。始めは、うつ気分に効果があります。不安が伴っていると不安症状にも効果があります。すぐに生活に変化が現れることはないようですが、同じ生活をしていても以前は嫌な気分で過ごしていたのが、気分がよくなったと感じます。

ところが、生活をすぐに元気な頃のようにしてしまうと疲れてしまいます。生活をすぐには変えないようにして過ごしていると、少しずつ意欲がでてくるようです。うつに不安が前駆することがいわれますが、不安をうまくコントロールできることがうつの治療や予防に効果があるのではないかと考えられます[3)]。

難しい10代の子どもの薬の選び方

10代の子どものうつ病の薬物療法は、難しい面があります。〝死にたい〟というような気持ちを口にしたり、〝もうどうでもいいんだ〟と平気で危ないことをするようになったり、怒って平常心を失うようなことがあったりということがみられる子どもには、まず衝動性を抑えることを考えて治療しなくてはなりません。こういうときは、精神安定剤が使われたり、眠れなければ眠るための工夫を薬で行うこともあります。

つまり、うつ病だから主治医は抗うつ剤を処方する、そうしなければよくならないのだろう、と考えられる方が多いと思いますが、そういうわけでもないのです。だから、必ずしも不安には抗不安剤、うつ病には抗うつ剤というように処方されるわけではありません。不安には、抗うつ剤が効果があります。抗うつ剤はうつ病にだけ処方されるわけではないのです。むしろ、抗うつ剤はうつよりも不安に効果があります。うつ病には精神安定剤が処方されることもあります。衝動的になっていたり、焦っている気分が強いときには精神安定剤が有効です。このように、うつ病と診断されても、どのような抗うつ剤を用いるか、抗うつ剤以外の薬剤を用いるかは、個々の症例によって医師が考えていきます。

また、10代の子どものうつ病の薬物療法の難しさには、以下のような場合もあります。10代の子どものうつ病の場合は「いらいらした気分」が強いときもあり、衝動的な気分をもっていることが少なくありません。だからといって、その人自身の気質とか、現在の症状から薬の副作用が予測できないのです。例えば、うつ病になってからの症状が、元気がなく閉じこもりがちで、孤独な状態で家族や友人と話すことも少なくなったという子どもが、薬の副作用で衝動的になることもありうるのです。

さて、抗うつ剤の中で何を選ぶかということですが、先に述べたＳＳＲＩは最もよく使われます。選択的セロトニン・ノルアドレナリン再取り込み阻害剤（SNRI）、ノルアドレナリン作動性・特異的セロトニン作動性抗うつ剤（NaSSA）は、セロトニンだけでなくノルアドレナリンやその他の脳内物質への影響も考えられた薬剤です。SSRIは、不安を伴ったうつ病には効果があると思われます。

子どもと服薬の関係

いずれにしろ、子どものうつ病には、抗うつ剤は慎重に用いられます。抗うつ剤が効果のある子どもはたくさんいます。もっと医学が発展すれば、抗うつ剤を服用する前から、この子にはこういう薬が効くだろう、こういう薬はこういった副作用が出るだろうということがわかるようになるだろうと思います。しかし、現在はそこまではできません。臨床の場で医師が症状をたずねて、そこから薬を選んでいきます。試行錯誤の面があるのです。ところで、子どもと服薬のことをいつも気にしてばかりいては、家族も疲れてしまうでしょう。表4－3、表4－4（次頁）のようなときに気をつけてください。

治療中は、医師は経過をみながら診断が正しかったのかどうかを考えています。こんなことを書くと「そんな医師で大丈夫なのか」と不安になる方もあるかもしれません。しかし、専門家からみれば、一度つけた診断、最初に考えた治療方針を、そのまま考えもなく

表 4-3　服薬について気をつけるとき

• 新しい薬を始めたとき
• 今までの薬でも服薬量を増やしているとき
• 薬の量を減らしているとき

表 4-4　気をつけたい行動、様子

• かえって落ち着かなくなった
• 眠れなくなった
• 感情的になってしまうことが多くなった
• 死にたいと考えるようになった
• 自分は生きている価値がないという
• 将来への絶望感

継続していくということは考えられません。

10代の子どものうつ病の場合、身体疾患が基盤にあってうつ状態になっているのではないかということも考えられます。また、現在の状態はうつ病にみえても、統合失調症の症状が隠れているのではないかということは経過を観察するなかで考えるものです。

年齢の若い人のうつ病に対しては、躁うつ病の可能性も考えます。医師は初診のときに診断を本人とご家族に話し、治療を進めていきます。また、経過をみながら、他の病気の可能性も考えながら治療していきます。そのときどきに治療の方針や見通しを本人やご家族に話していくわけです。だから、ご家族も症状の変化があったときには、医師に伝えていくことが必要です。

特に抗うつ剤で、はしゃぎすぎるようになったときや、怒りっぽいことが以前にも増したとき、動き回るようになったときなどは、なるべく早く主治医に伝えてください。うつ気分から急に違う気分になった場合、それはうつ病への抗うつ剤の効果であるとは考えにくいのです。

すなわち、「目を見張るような効果だ」というときは、うつ病への抗うつ剤の効果とは違います。うつ気分という嫌な気分ばかり味わっているのでなくて、ほっとできるようになったということが服用して1週間過ぎるころからやっと出てくるというのが、本来の抗うつ剤の効果です。それでも、すぐになにかできるようになるわけではないのです。

10代の子どもは、受験や学校の定期試験など目前に迫るようなスケジュールをこなしています。いつも新しいことを勉強していないといけません。だから、ほっとする暇はないと考えらます。ご家族もそうでしょうが、本人にはもっとほっとできない状態が継続しています。そこで、学校にきちんと出席できるようになったなら「無理しないで、できることを続けていくのがいいね」というように家族がサポートしてください。本人は焦っているのです。まず、家族が本人の今できている行動はこれくらいであり、前と同じことを繰り返しているようだが本人は前向きに考えているということを十分に理解することが大切です。それによって本人もほっとできるものです。

前にも触れましたが、抗うつ剤は、副作用が出ないように様子をみながら徐々に増量していきます。少ない量の抗うつ剤で効果がないと判断してしまうと、本当にその薬が効果があったのかなかったのかわかりません。最初の量は、副作用がないかどうかをみながら増やしていくための量なのです。途中でも副作用が現れることがあるのでよく注意してください。抗うつ剤は、この量で作用が現れてくるとわかるのが何週間か後であることが多いのです。適正な量がわかったらその量を何カ月か続けるという手順なのです。

反対に薬を止めるときも急に止めてはいけません。主治医は、徐々に量を減らしていきます。抗うつ剤を継続して服用したほうがよいかどうかは、本人の状態によって決めます。うつ病だけでなく合併している状態についても考えながら決めていきます。

抗うつ剤の副作用

抗うつ剤の副作用にはさまざまなものがあります。その中には子どもや若い年齢層に起きやすい副作用もあります。副作用はありますが、抗うつ剤は子どもの不安やうつに効果があるといわれています。副作用よりも効果が大きいと考えられるので、薬が用いられるわけです。子どもへの抗うつ剤の副作用の中で注目されているのは、先にも述べましたが、自殺念慮（自殺を考えること）のリスクです[2)4)]。

抗うつ剤の治療によって、それまではみられなかった自殺念慮が現れることがあります（発症率は1％以下ですが）。しかし、どのような患者さんが抗うつ剤で自殺念慮を現すことが多いかということはわかっていません。それがわかれば、抗うつ剤を投与するときに、そのような患者さんに気をつければよいのですが、臨床的にわかることではないだろうと現在は考えられています。つまり、どのような患者さんに、種々の抗うつ剤の中でどのような薬を、どのような服用方法で用いると自殺念慮が現れてくるのかということはわかりません。抗うつ剤が効果がないから自殺念慮が現れてくるということでもありません。[5] 抗うつ剤により自殺念慮が現れてくることは、うつ病の患者さんだけでなく、不安に対し抗うつ剤を用いた患者さんにも現れてきます。

また、活動的になることや不眠、胃腸症状などは、子どもではより起こりやすい抗うつ剤の副作用です。[6] そして、活動性を増してしまうこと、抑制のない行動をしてしまうこと、躁状態、怒りっぽさ、焦燥は、自殺念慮に関係が深い副作用です。[5] 子どもには抗うつ剤が、活動的になるというような副作用を起こしやすく、活動的になることは焦燥も関連して自殺念慮も関係するのだろうと思われます。

子どもへの抗うつ剤治療の最近の考え方

最近、子どものうつ病に対して、心理社会的に子どもの状況を考えることが有効であるといわれています[7)]。

また、支持的精神療法のような専門家による治療が子どもには有効であることが多いということもいわれています。特に子どものうつ病の中でも、うつ病であっても学校生活や友人や家族との関係が悪くないような場合には、支持的精神療法のような治療が役立つとされています[8)]。

抗うつ剤には副作用があることが強調され、子どものうつ病には心理社会的介入が有効であるといわれると、薬物を用いる必要がないのではないかという考え方が出てくるかもしれません。しかし、抗うつ剤の効果は、副作用を考慮しても、より大きいものであると考えられています。特に中等度から重症のうつ病には、抗うつ剤をもちいるほうがよいでしょう。

自殺念慮について先にふれましたが、全体的にみるとSSRIが処方されることが児童青年期の自殺率の低下に関連があるのではないかといわれます[9)]。抗うつ剤は、自殺から守る効果があると考えられます。そして、抗うつ剤は、発症から服薬を始めるまでの期間が短いほうが効果が高いといわれています。つまり、うつ病の子どもをより早く治療することが予後をよくすることにつながります。[10]

精神療法から薬物療法へ移行するとき

さて、軽度のうつ病は支持的精神療法、もしくは短期のより専門的な精神療法が最初の治療として選択されるとよいといわれます。[7] 重症さは、うつ病の症状の重症さよりも、うつ病によって社会生活にどれくらい影響が及んでいるかということが、治療を選ぶ上で重要であると思われます。

学校には通っていても勉強が進まず成績が下がってしまっているとか、友人と話さなくなった、楽しいと思えることが見つからず趣味も手がつかない、学校も毎日登校することが難しくなってきているといったときは、中等度から重症と考えたほうがよいでしょう。

具体的には、次のようになるでしょうか。

子どもが憂うつそうで楽しそうでない、疲れた様子をして「自分はだめなんだ、勉強もできない」と言っているとき、「大丈夫、ゆっくりやっていきましょう」「勉強ができなくても、あなたのよさは変わらないわ」と子どもの気持ちを支えるように接してみて様子をみることです。

それでも、何週間か様子が変わらない、家族とも話さなくなってくる、ひとりでいることが多いというような状態が続くようでしたら、医療機関を受診してみることです。子どもは、そのときに「すべてがだめなんだ」と言うかもしれません。しかし、そういうときに専門家が子どもが憂うつになったきっかけなどから類推して、子どもの問題となっている行動について子どもがどう考えるか、これからはどう行動していくかということを精神療法するのです。これで、また何週間か様子が変わらなければ、薬物療法を選ぶのがよいと思います。

今の子どもの状態が、すでに中等度以上で学校に毎日通うことが難しいという状態でしたら、薬物療法を始めるまでに時間をかけないほうがよいということです。子どもたちは、うつ病の時期にいらいらして反抗的にみえることもあるかもしれません。しかし、子どもたちは従順で、周囲の親しい大人を頼っています。うつ病の時期は、孤独で、ひとりが好きなようにみえる子どももいるかもしれませんが、実は子どもたちは「寂しいと感じている」と言います。

周囲の大人同士が言い争いをしたり、子どもに対し、こうしなさいとまちまちの指示をすると、子どもはどうしてよいかわからなくなるようです。そう、子どもがうつ病になり、家族が感情的になってしまったら、うつ病の子どもは誰を頼ればよいのか、どうしたらよいのか、わからなくなるのです。特に今まで従順であった子どもほど混乱してしまいます。

薬物療法を始めたあとも、混乱してしまった子どもには、周囲の人との関係をどうしていくかということを考えてあげなくてはいけません。

認知行動療法について

うつ病の治療にはどんな行動をしようとしているのか、どんな行動をしたか、どのように自分の行動を考えるのかということが重要です。集中力が低下しているのに、頑張って勉強しようと思っていつもの何倍もの労力を使い同じことをしても、いつも以上に疲弊してしまうというのがうつ病です。学校に行けたということに対して〝よかった〟と考えられるのがいいのです。換言すれば〝学校には行ったけど勉強は何も頭に入らなかった。クラスメイトともうまく話せなかった〟ということを自責的に考えてしまわず、やれたことを〝やれた〟と考えられることが重要なのです。

現在、認知行動療法の考えは広く取り入れられています。認知行動療法は、心理教育的な段階を経て行われるものですが、心理教育とは、患者さんの現在の状態を的確に把握するとともに、その状態をどう理解しどう対処すればよいかということを患者さんの理解の度合いを考慮しながら考えていくことです。結論的にいえば、抗うつ剤を用いながら認知行動療法も行うことが一般的だと思います。

認知行動療法は、子どもがある出来事を〝自分のせいだ〟と否定的に考えることによりうつ気分となり、そのために何かを避けたりするようになる、そうするとまた困った出来事が起きてしまう、そのことも〝自分のせい〟と考えて、うつ気分になるということを繰り返していることを治療しようという試みです。

行動療法ですから、子どもがどんな行動を次に試みようとするのかを考えます。新しい行動を考えずに、今できていることを継続することでもいいですし、以前はできていて、今もそれをやりたいと思っていることを選ぶのもよいでしょう。学校に何とか行っているならば、要するに、そのことを継続し〝予習

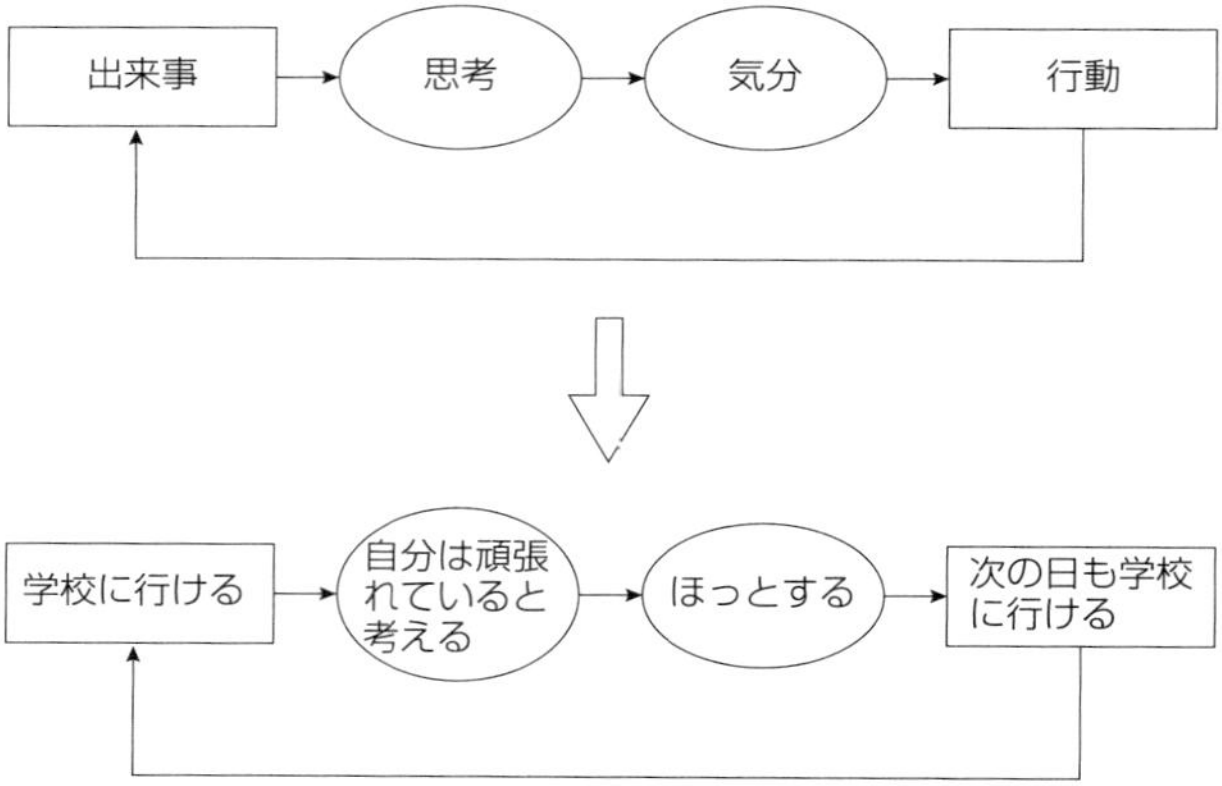

図 4-1　認知行動療法の考え方

も復習もできてないのに、ただ行っているだけだ〟と否定的に考えずに〝今日も学校に行けた、よかった〟と肯定的に考えられると、また明日も学校に行けるのです（図4－1）。つまり、積極的に現在の行動をどうするか考えていこうというものです。

認知行動療法は家族とともに行う

認知行動療法は、家族が協力して取り組むことによってこそ、大きな効果があると思います。認知行動療法では、次に試みる行動を本人ができそうなことから選びます。すなわち、家族が一緒に治療に参加していくのです。家族が治療を理解しているならば、学校に継続して行けるようになったときに、家族は「よかったね」と言うことができます。逆に家族が治療を理解していないと「学校にただ行っているだけでは何もならない」と否定的なことを言ってしまうことになるでしょう。

治療にとっては、行動できたときに肯定的に考えることが大切です。周囲から否定的なことをいわれてしまうと本人はもっと否定的に考えてしまいます。治療はステップ・バイ・ステップですから、家族も今はどんな治療段階にあるのかを知っていないといけません。というわけで家族からの励ましはとても有効です。

「こんなこと、みんなできて当たり前。できないはずがないわ」と言うのでは、励ましになりません。

「今、学校に続けて行っていることは、あなたにとってたいへんな努力よね。うれしいわ」と伝えてみたらいかがですか。

家族が治療を理解して参加していくことができると、本人の状態もよくなります。周囲の協力が認知行動療法をもっと有意義なものにするのです。本人が次にどんな行動をすればいいかわからないでいるときにも、家族がかかわることによって、その場に応じた行動を考えることができます。ところで、ひとつの行動はたくさんの動作が積み重なって成り立っています。そのひとつの動作がうまくいかなくても元気なときならすぐに修復できたことが、もうどうしていいのかわからなくなってしまいます。そんなときは、落ち着いてアドバイスしてあげ、本人の感情が不安定にならないようにしてあげましょう。

さて、第1章の症例2（22頁）で取り上げたB子さんの家族について考えてみましょう。B子さんは、家族が認知療法をうまくできたのだと思います。B子さんがうつ病のときの認知行動療法は、病院に受診する前に父親がやっていました。父親は「塾の勉強をやめよう」と言いました。不安をうまく癒しながら、そして行動を適切に決めているのです。

どうして、母親が毎日言っても聞き入れなかったことを、父親が言ったらB子さんは聞いたのでしょうか。

父親は、B子さんはちょっと疲れているだけだろう、くらいに考えていました。B子さんは、父親に自分の思っていることを自分からは伝えないでいました。自分でも〝そんなことを思わないでおこう〟と努力していました。母親には思わず口をついて出てしまうので知られていましたが、家では父親とは話さないようにしていました。

父親は、B子さんのことを心配して早く家に帰るようになり、B子さんの状態が理解できたときに、「こうしよう」と言いました。それで、B子さんは〝お父さんもお母さんも、自分をわかってくれて、塾の勉強をやめようと言ってくれているんだ〟と安心できたのです。家族がみんなで同じ行動をうまく支持できると本人への不安に対処できる、という好例でした。

このように、うつ病だからといって病院に行くことがすべてではありません。家族がきちんと判断し、家族がみんなで対応するというのは、病院の役割より大きいのです。病院に頼りすぎて、その結果「何もしてくれない」と思っても進展はありません。家族が不安を引き受けてあげないと、本人と医師だけの関係になりますが、それでは解決は難しくなります。本人と医師だけということになると、どうしても本人への負担が過剰になります。本人が家族の不安も抱えてしまうと、どうしようもなくなってしまうのです。

本人のしている生活に無理があり、それに本人が対応できないときこそ、家族の出番です。無理を続けてしまうのは、本人が不安に突き動かされて行動しているからです。そんなときは父親が本人の不安を理解して、その行動を止めなくてはなりません。本人は、勉強に集中できなくても塾のテキストを机の上に開いて、その前に座っていないと不安だったのです。それを止めるともっと不安になってしまいます。そういうときに不安をわかって一緒にいてくれる父親の存在は、B子さんにとって本当に必要なのでした。

社会生活を積極的に考えて治療しましょう

うつ病と診断されると、「学校は休ませたほうがいいのではないか」と言われてしまいます。学校を休ませたほうがいいのかどうかについて悩むことも多いでしょうが、学校生活も含めて子ども自身の社会生活を考えていきましょう。

一例を挙げると、友人との仲がうまくいっていないとか、勉強にも手がつかないといったときに、学校に行かせないほうがいいのではないかと、家族が登校を止めさせてしまうことがあります。しかし、子どもたちは学校に通いたいと思っているのです。

例えば、学校では授業中も課題がたくさんあり、帰ってくると宿題もたくさんある。宿題をやっていると、「できない」と言って興奮して泣き出してしまう。「宿題をやらなければ学校には行けない」と泣いている。友人ともうまくいかないようで、つまらない思いしかしていない。だから、学校を休ませるほうがいいと思うのです。

でも、そこでちょっと考えてみましょう。うつ気分があっても学校に行っている子どもは、学校から帰ったときに、ほっとしています。同様に教室に入れなくて保健室に通う子どもも〝今日も保健室に行けた〟と、ほっとしています。要するに何かできたときに、それを〝よかった〟と思えることが、一番大切なことなのです。つまり、保健室に行けた、ということを〝教室に行けなかった〟と考えるか、〝学校に行けた〟と考えるかで、その行動の意味はすごく違ってきます。そして、うつ気分や不安とうまくつきあっていくためには、〝できてよかった〟と思える行動を積み重ねていくことが最も重要なのです。

うつ病の子どもにとって、どんな行動ができるのか、ということを考えてみましょう。予習や復習をしなくとも、友人と無理につきあわなくても、それでも学校に行くという選択はあるのです。保健室に行って、そこにいる養護教諭の先生が子どもの状態をよく把握していると、子どもは安心して過ごすことができます。自分で自分を受け入れることが難しいときは、受け入れてくれる人がいることを実感できるとよいのです。

自分を受け入れてくれる人や場所を見つけることが、子どもはまだ上手でないかもしれません。家族の大きな役割のひとつは、それを子どもが見つけることを助けていくことでしょう。学校に行くか行かないかの選択ではなしに、学校に行くことが、今の子どもの状態にとって適切なのかどうか、学校に行くということは子どもにとってどういうことなのかを考えることが大切なのです。

反抗とうつ病の関連について

うつ病と反抗とが密接に関連するということは、意外に思われるかもしれません。しかし、家族が気づく思春期のうつ病の子どもたちの最初の症状が反抗であるということはときどきあります。いらいらした気分が家族への反抗という行動になるのでしょう。これまでは素直に言うことをきいていたのに、何を言ってもきかなくなり、何も言わなくても怒った表情をしているといったようなことが起きるのですが、こんなときにどうしたらよいのでしょうか。

「自分はこうしたい」という気持ちが、思春期の子どもには強くあります。子どもの意思を尊重したいのですが、そうできないときもあります。そのひとつが〝子どもが見通しをもって考えていない〟と思うときです。そういうときには、当然ながらもっと視野を広げて考えてほしいと思いますが、それをどう伝えたらよいのでしょうか。それには子どもの見通しを尊重することです。子どもがどうしてそのような見通しをもったのか。すべてを親に話すということをしなくなってきているので、親は子どもが「考えもなく」決めてしまったと決めつけてしまうのですが、敏感な思春期の子どもが自分の考えを話したくなるように、子どもの思いを充分に肯定しているという態度を示すことが大切です。

もうひとつは、子どものしようと思う行動が、他の家族の生活の妨げになってしまうときです。例えば、夜遅くまで大音量の音楽をかけているとき、それはやめよう、と伝えるのは当然です。子どもにとって大切な時間であることを理解してあげるとともに、子どもに他の人の時間も大切にすることを教えることは矛盾することではありません。子どもは自分が尊重されていると感じることで、他の人の感情や思考を考えることができるようになるのです。家族は家庭を大切にしなくてはなりませんし、子どもも家庭の秩序を守っていかなければいけません。

今は、いけないことをいけないということが難しくなっている時代です。母親が「いけない」と言っても、父親が「まあ、いいじゃないか」と子どもの前で言ったのでは、子どもは母親の言うことはきかなくてもいいと思ってしまうでしょう。きちんといけないことはいけないと明確にすることで、子どもは安心できるのです。その線が明確であると、思春期の子どもの感情は安定します。

子どもが親の言うことを聞かなかったり、家庭の秩序を守らないのは、不安やうつから起こっています。しかし、子どもの感情が理解できないと、どうしてそういう行動をとるのかわからず、子どもとの話し合いが対立したものになってしまいます。不安やうつの感情をもっている子どもは、親から「そんなことは考えないで」とただ否定されるとどうしていいかわからず、困ってしまうのです。

子どもの置かれている環境

子ども自身の問題だけからストレスが起こっているのではないことがあります。つまり、うつ病の子どもはたいへんな環境にいることが少なくありません。

学級崩壊のクラスでは、いつも授業中に生徒が立ち歩き、男の子同士は喧嘩をし、女の子同士は噂話ばかりしているような中にいたりします。また、厳しい受験指導のために息つく暇もなく、宿題をどうしてもやれずに学校に行くとクラス全員の前で叱責されて本人は〝自分が悪い〟と考えてしまう、ということもあります。さらに、クラブ活動の指導があまりにも厳しく、朝も放課後もずっとクラブ活動ばかりやっており、それどころか昼休みも練習がありクラブ以外の人とはゆっくり口をきいた経験もない、ということもあります。練習を休むと次にクラブに出ていったときに罰があり、体調が悪くても休むこともできません。しかしうつ病の子ども自身が、「みんなできていることだから」「できない私が悪いから」「今、休むことはできないから」と何回も言うので、家族はその考えをそのまま聞いてしまいがちです。

厳しすぎる勉強、負担が大き過ぎるクラブの練習、無秩序なクラスなどの環境は、本人ひとりではどうしようもありません。そのことを〝自分が悪い〟と思って耐えているのは、うつ病の子どもの特徴かもしれません。うつ病でないクラスメイトは、起こっていることから距離をとり、うるさいクラスであることにも、教師がきちんと指導できない、友だちもこんな環境をいいと思っていないと合理的に考えています。

だからこそ、本人の言う「ついていけない自分がいけないんだから」という判断を鵜呑みにしないで、何が起こっているかということを家族は冷静に判断する必要があります。いじめがひどいクラスにいたりすると、本人がいじめの対象になってないときなどは、「やめなさいって言えない自分が悪い」と言います。うつ病になって、いじめられても言い返せないでいるときも、〝いじめられるような弱い自分がいけない〟と考えます。学校生活の集団の中で起こっていることに親が介入することは難しいかもしれません。それでも、きちんと状況を把握し、今の学校生活は負担が大きすぎるのを理解していることが重要です。

家庭と学校との違いを理解しよう

　このように学校の生活は本人だけではどうしようもないこともあるので、周囲の援助が必要です。反面、思春期の子どもにとって、家庭はまだ子どもでいられる場所です。家での行動は学校での行動と違います。その違いを子どもは学校の教師や友人に知られたくないと思っていることも多いのです。

　そういうわけで、子どもが学校での悩みを家族に話したとき、家族がよかれと思って担任教師に相談するということは、子どもの気持ちを傷つけることがあります。教師に知られてしまったということは、教師がまた誰に話すかわからないという不安につながります。何度も言いますが、子どもは相手を見て話しているのです。母親だから苦しい気持ちを打ち明けたのでしょう。それが実際に問題の起こっている学校の教師に知られてしまうとは考えていないのです。

　家庭でできることは、本人を受け入れることです。頑固なことを言ったり、自分を押し通したりすることもあるでしょうが、それをすべて受け入れることがいいとは思いません。でも、「家庭の外だったら、もっと相手のことを考えられるわ。母親にだからわがままを言うのでしょう」と受け入れることができるのだったら、それでいいのです。

誰かを頼って援助を求めようとしたのに、その気持ちに応えてもらえなかったという体験を子どもたちがすることがあります。親がわかってくれないということもありますが、子どもは、親の感情を理解しようと努力するものです。それとは反対に、教師に相談したときにわかってもらえなかったときの感情は、子どもには独特のものがあると思います。親は生活を共にしているので、今の自分をこんなふうに思っているだろうと考えることができるのでしょう。

ところが教師の場合、クラスメイトにとっても教師です。いじめられた子どもが教師に相談したときに、いきなりいじめたグループを呼んで教師が注意しようとするときがありますが、そういうときグループの子どもたちがみんなでいじめている対象の子どものことを悪く言い続けてしまうことがあります。結果としていじめられた子どもは、教師の前でも自分のことを悪く言われただけになります。

教師は、仲裁を求められたのではなく、ただいじめられた子が心細くて相談したかっただけなのでしょう。むしろ、そのことは秘密にしておいてほしかったのです。マスコミが、いじめを知りながら学校は何もしなかったという批判をするので、教師も何か行動しなくてはいけないと考えてしまうのでしょうか。

いじめられたことを母親に相談したら、母親は担任教師に話してしまった。次の朝、授業が始まる前に担任教師は、「仲間はずれはいけない」という話をしてしまいます。しかし、いじめたグループの子どもたちの攻撃性は増すばかりで、いじめられた子はもっとつらいめに遭うでしょう。

家でのことを学校の友人や教師に知られたくない、と子ども自身は思っています。子どもにも自分の感情を誰に知らせたいか、どんなふうに理解してもらいたいかという意思があります。しかし、思わず家族に話してしまったことが教師に知られてしまい、教師の考えで自分が考えていたのとは違う方向にものごとが進んでしまったのです。

家族が知ったことを他の人に伝えるときは、誰に援助を求めようか、どのように配慮してもらおうか、ということを子どもとあらかじめ話しておきましょう。そうすると、子どもは安心して家族に相談できるのではないでしょうか。

カウンセリングの基礎技術

治療は、現在何を考えて、どんな見通しで行われているかということを家族や周囲の人が知って理解し協力することが重要です。10代の子どもは、自分の感情を知られるのを嫌がることがあります。つまり、子どもたちは自分を受容してくれる人を敏感に見つけ出し、その人に対して自分の感情を表現しようとします。ところが、家族は困難な問題を否認しようとしてしまうことがあります。こういうときに子どもは自らは話したくないという感情をもってしまうのです。だから、〝話したくない〟という感情も受け入れていくことが治療的であることを、周囲が理解していくことが必要です。

家族が子どもの治療に参加していくために、カウンセリングの基礎技術を簡単にお話しします。カウンセリングとは、相手の話を聞く技術です。自分のことは話さず、あくまでも子どもがどう考えているか、どう感じているかということを聞いていくのです。子どもの話を聞こうとするからには、子どもに対して受容的な態度でなくてはいけません。

家庭での約束事を決めておく

しかし、家庭の中にいると、どうしても子どもの言い分を聞いていられないことも出てくるでしょう。そういうときにどうするかということですが、ひとつは家庭の約束事について、きちんと家族中で決めておくことです。家の約束事、将来にわたっての約束事はきちんと決めて、家族みんなで合意して守り合うようにしましょう。ところが、家族だから約束事なんてしない、そんな堅苦しいことはしないということになると、子どもは家庭の中でどれくらい自分の好きなことをしてよいかわからなくなってしまいます。好きにしてよいと思っていたら、家族のみんなからこわい顔で見られるようになったというのではまずいでしょう。何をしても家族は受け入れてくれると信じていたのに、家族から子どもの生活や子どもの存在そのものを否定するようなことを言われたと受け取ってしまうことになってしまいます。子どもがつらい気分でいるときに家族からそのような反応があっては大変だろう、ということを理解していただけるでしょうか。

ですから、困ったことが起きたときも、子どもに「こうすべき」「あなたが考えないからいけない」と言ってはいけません。約束事にないことだったら、「それをされると困るわ」と親の正直な気持ちとしてメッセージを送りましょう。

父親と母親の話し合いは重要です

話し合うときは落ち着いてきちんと話し、子どもが不安なく生活を送れるようにしましょう。話をするときに、父親と母親が子どもを前に大喧嘩を始めてしまってはいけません。だから、子どもに威厳をもって対応するには、父親と母親がきちんと話し合っておかねばなりませんし、その話し合いでも相手の考えを聴くという態度が必要です。つまり、ここにもカウンセリング技術が必要です。父親が何か言ったとき、「あなたっていつもそうね」「あなたっていつもそうやって自分の考えばかり押し付けるのね」といったことを母親が言ってはいけないというわけです。

そうではなく、「あなたがそう考えるのはどうして」とたずねてみるのです。「あなたがそう言うのは、きっと何か考えのあることだと思うから」と相手の話を肯定して聞くのです。一方父親も、母親の不安が強いようだったら、「そう、心配だね」とその不安の感情を受け入れるようにするとよいのです。「不安に思ってはいけない」と夫から否定された妻はどう感じるでしょうか。より感情的になって夫を攻撃してしまうかもしれません。妻は夫に感情をわかってもらえれば、夫の考えも受け入れられるのです。父親と母親が話し合うには、父親が考えた提案を肯定的に母親が考えていくことができる、母親の感情を父親が受け止めることができる、という関係が重要です。

子どもの行動は子ども自身が決めるのが基本

さて、話を戻しますが、カウンセリングの基本は、子どもの行動は子ども自身で決めるということです。大学に進学するかどうか、どんなことを勉強するか、どこの大学を目指すかということは、子ども自身が決めることです。子どもが〝自分はだめだから〟と思い、思い切って決断できないでいるときに、「大丈夫よ」「あなたならやれるわ」と自信のある決定ができるようにするとよいでしょう。また、話しているそのときだけでなく、子どもが何か失敗をしたときに、「だからそんなことするんじゃないって言ったでしょ」と否定的に応答するのでなく、「残念ね、頑張ったのにね」と励ますことも大切です。家族が子どもの気持ちを受け入れ共感することで、子ども自身が自分の感情に気づき、どう考え、どう行動していこうかということを自分で考えていけるようになるのです。

子どもは、自分が自信のある行動がとれるようになると、生活が楽しくなります。何かつらいことがあったときも親に話すと元気になれると思うと、親は子どもにとってかけがえのない存在になります。家族が積極的に治療に参加することも重要ですが、子どもが家庭での生活を落ち着いて送ることができるようにすることも治療のひとつです。子どもがうつ病でいるときに、何も話さないで部屋に閉じこもってしまうことがあります。そんなときは、無理に家族と一緒にいるように強要しないで、本人が家族にも話せないと頑なに思っている気持ちを理解していきましょう。

家族の気遣いがなかなか実を結ばないのがうつ病の特徴です。気遣いをわかってもらえないことは、家族にとってはつらいことです。しかし、反対に子どもが家族にたくさん話をしてくるようなときもあります。さびしくて仕方ない、友人とも話せないので母親と話すしかない、という理由だと思います。そんなとき、母親がどんなに「大丈夫よ」と言っても、子どもは不安でたまらないので話をし続けることがあります。また、どんなに「あなたはいい子よ」と言っても、「私が悪かった」「私のせいでこうなった」と言い続けることがあります。

こういうとき、あまり話を聞き続けるのはよくありません。自責感や不安を繰り返し話すというのは、それを話すことでその情動から抜け出たいと思っているのかもしれません。しかし、何度も話が続いてしまうときには「しばらく、ゆっくりすることだけ考えましょう」と言って、不安な気持ちを話さないですむようにしていくほうが、話しても不安がおさまらないという焦った気持ちにならないでよいときもあるのです。

学校に通っているときは、学校に通うだけで大変です。家にいるときは、学校から帰ってほっとしたはずなのに宿題をこなすことが大変になります。宿題をやれなくても学校に行けるようになることがよいのです。しかし、「宿題をしなくてもよい」と言うと、真面目な子どもは不安になるだけです。宿題の量（学校や担任によってはとんでもなく多いときもあります）と本人の状態を考えて、こんなに宿題があっては無理、今の本人の状態では勉強に集中できない、ということでしたら、家族が手伝うか、宿題をやれない状態であることをどう教師に伝えるかということを考えたほうがいいでしょう。

治療のステップとペース

うつ気分からは、比較的早く抜け出せるかもしれません。しかし、明るい表情をしていると、周囲は「もっとやれるでしょう、よくなったんでしょう」と次のステップを促します。しかし、これは本人にとっては苦しくてたまらないようです。

意欲や集中力が回復するには時間が必要です。うつ気分が回復してから、決断力や思考力が回復してくると、本人にとってはずいぶんと生活が容易になります。具体的には〝今は、これはできない、もう少しできるまで待とう〟〝どうしてもやらなければいけないことをとにかくやってしまって、それからゆっくり考えよう〟と自分の状態も判断できるようになります。「お母さん、ちょっと待って。それは、まだできないから、無理を言わないで」と言えるようになるのですが、こうして本人が自ら見通しをもって考えられるようになると、家族も不安なく対応できるようになります。

さて、うつ気分は、悲しい、つらい、さびしい、むなしいという気分です。この気分をもっているときは、何もできないでいるということを周囲は理解できるでしょう。いらいらして怒りっぽい子どもには何も言えないで周囲はやり過ごしてしまうかもしれません。

楽しくない気持ちをもっていると、自分の好きなことにも気が乗らないのが見てとれます。絶望感をもって将来への悲観的な見通しばかり言うときには、家族はこういう気分から早く抜け出してほしいと見守るしかないように思っているでしょう。〝自分には価値がない〟と思う、悪いことを〝自分のせい〟と思うようであると、家族は本当に心配でなりません。頭痛や腹痛を訴えて身体の具合が悪そうなときは安静にしておくように言うことができるのですが、心の問題はそうもいきません。

うつ気分がよくなっても焦らない

しかし、うつ病がよくなるときには、そんなうつ気分もよくなるのですが、うつ気分がよくなってからも、なかなか動き出せない、と子どもたちが訴えることもあります。うつ気分がよくなったときに、何をするのもさっさとできない、やらなければならないことをするがあとは何もできない、おっくうで仕方ない、勉強に集中できない、次の行動を考えていくことができない、という状態であることは少なくないのです。

周囲も本人も、今まで何もできない状態が続いていたけれど気分が戻ったから、今までの分を取り戻そうと焦ってしまいます。だが、実際にはうつ気分がよくなってから、集中力が以前のようによくなってくるには時間がかかることが多いのです。うつ病を中途半端に治しただけで、あとは本人の努力に任せておくというのは賢明ではありません。だんだんうつ状態がひどくなって、再発のリスクさえ出てきます。うつ気分がよくなっても、睡眠が元のように戻ってこないことも多いでしょうし、食欲が以前のようではないという状態であることを覚えておきましょう。

気分も身体も回復して、そしてそこからエネルギーの充電がやっと始まるのです。気分が悪かったときは、悪い気分を抱えてその日を送るだけで大変だったでしょう。それが治ったからといって、さあやるぞと、前のように活動してはいけません。充電が十分でないのに動かせてしまうとすぐに止まってしまうのと同じです。生活の中にはちょっとした大変なことが隠れています。普段でしたらエネルギーが充電されているので、それでも過ごせてしまいます。一日くらい大変でも、次の日には体調が戻っているものですが、回復したばかりのときはそういかないのです。

だから、気分がよくなったからといってすぐに動き出さないで、今はどれくらいのペースでいけばよいのか、自分の気分でなくて身体感覚に耳をすませてみるのです。「疲れた」「頭が重い」「集中できなくなってきた」という自分の身体感覚を大切にしてください。今までは楽しくなかったから、楽しいことを次々にしようと考えるのでなく、ゆっくりとできたという時間、ほっとできる時間が増えたということを目安にしてください。

子ども同士の対人関係は複雑です

うつ気分をもった子どもは、いじめられ体験をもつことがよくあります。これは、いじめられたから、うつ気分となったのか、うつ気分があり気分的な消極さもあって、いじめの対象になってしまうのか、判断に迷うことが少なくありません。いじめ・いじめられがなくとも、友だちとのつきあいがあまり楽しく思えないでいるのが、うつ病の子どもには多いようです。

子どもは、うつ気分が少しよくなったとき、友人関係を慎重に始めるようになります。自分なりのペースで、ゆっくり友だち関係を再構築していくようになるのが、無理のない戻り方です。こういうように、自分の楽しめる気持ちを大切にしながら、以前は楽しめていたことへ自分で戻っていけるようにするには、少し時間をかける必要があります。

勉強も一歩一歩ゆっくりと

勉強についても、これまでのようにばりばりやりたいのにできないことを受け入れられるようになると、少しずつ落ち着いて勉強ができるようになります。子どもが焦らずにやっていくことが一番いいのです。本人自身が、積極的に自分でやることを決めていくということがよいでしょう。

成績が以前よりもかんばしくないことも多いのですが、本人は、焦らずに受け止めようとしています。家族をはじめ周囲の人は、以前のような成績でないのが残念でならないでしょうが、本人は毎日、どんなことが今の自分にはできるだろうということを考えています。それに従って勉強していくことができるのは、治療としてはうまくいっているのです。少しずつでも自分のペースで勉強できることを前向きに考えて継続していけることが、本人の気分を落ち着かせていきます。家族がそれを支えていけるとよいでしょう。「少し勉強すると寝てばかりいる」と以前よりも勉強できないからと周囲が焦ってしまうとよくないのです。「今日も勉強できてよかったね」と話せるといいと思います。

少しうつ気分がよくなって、自分の好きなことに面白みを感じられるようになったとき、自分の好きなことばかりをしてしまうときがあります。こういうときに、やめるように言っても本人はいらいらするばかりです。こんな事態に直面すると周囲の大人はどうすればいいか悩んでしまうでしょう。が、本人のやりたいようにすればよいと思ってただ子どもをみていると、好きなことに熱中し、夜も寝なくなり、状態はもっと悪くなってしまう。しかし、やめるように言っただけではきかないということが起こります。

もしかすると本当にやりたいことは、勉強なのかもしれません。〝勉強しても受験にはもう間に合わないだろう、もうだめだ〟と悲観的に考えてしまうと、また、うつ気分を味わってしまうので、いやな気分を感じないように好きなことに没頭しているのかもしれないのです。

こんなときは本人の好きなことを止めるのではなく、本人が見通しをもって考えて行動をするように心理的に支えていくことが大切です。〝勉強しても仕方ない、いい結果は得られない〟と本人が考えているとき、それでも定期テストの勉強を少しずつでもしていれば、「少し勉強できてよかったね」と声をかけてみましょう。また、少しゆっくりして何もしないでいられる時間があれば、「ゆっくりできてよかったね」と話しかけてみるといいのです。楽しい気分をいつも感じていなくても過ごせる日があれば、それは治療がうまくいっている、よい方向に進んでいるということです。家族もそういうときには一緒にゆっくりした気分のよさを味わうとよいと思います。

子どもの考えを尊重するために

進学や進級などの選択を迫られたときの対応

うつ気分でいる子どもにも、進学や進級などのさまざまな選択をしなければいけない時期がやってきます。子どもがうつ気分をもっていると、なかなか周囲からのアドバイスに耳を傾けて柔軟に自分の考えを変えていけないものです。〝小さい頃から頑固だったからしようがない〟と決め込まずに、子どもが自ら選択できるように援助することを考えましょう。

うつ病であるために学校への出席や勉強が思うようにいかず、うつ病でなかった頃よりも進学や進級が悩みの多いものになってしまうことがあります。うつ気分やアンヘドニア（興味のなさ、おもしろみのなさ）のあるときに、進学や転校などを決めていかなければならないことが、10代の子どもには起きてきます。そういうときに、どう対応していけばよいでしょうか。

うつ病がよくならないうちに、子どもは新しい選択を迫られることが少なくありません。進学の時期を迎えることもあるでしょうし、受験勉強をもう始めなくてはという時期にきてしまうかもしれません。残念なことに高校などを留年してしまったとき、そのまま高校に留まってもよいけれど他の学校へ転校・転入をしたいと考えることもあるでしょう。普段ならば、困ったことが起こっても自分で前向きに考えていけるし、困ったことを解決したり、たとえよくない結果となっても受け入れていくことができたでしょう。そのように柔軟に考えていくことがむずかしくなっているのが、うつ病という状態なのです。

こんな状態のときは、無理のない選択ができるといいと思います。子どもが無理して選択しているときは、

「自分なんてだめだから何もできない」
「自分を受け入れてくれるところはないだろう」
「こうしてないと不安」
「どうせ自分の好きなことはできない」
「何をしても苦しいだけだろう」
「私をいじめた子だけには負けたくない」
「僕がやってもできないに違いない」
「どこへ行っても同じだ」
「僕のすることに、みんな反対ばかりするんだね」

というようなことを言っています。

こういうように不安や自己評価の低さや悲観的な見通し、周囲への怒りにとらわれてしまって本人が選択しているのでしたら、「ゆっくり考えよう」と言ってあげるといいでしょう。

自信をもって選択できているときには、

「これでやれると思うんだ」

「前から頑張り過ぎずにやりたかったんだ。これが本当の自分のペースだと思う」

「また頑張れるときは、そのとき頑張る」

「前の学校をやめなきゃいけないのは残念だけど、精一杯やってみたことはよかった」

「決まって安心した。両親はもっといいところと思っているかもしれないけど、自分のやりたいことがやれそうに思うんだ」

と生き生きとした見通しや安定した気分を話します。

〝もっと高い目標に向かって頑張れたのに〟と周囲は考えないことです。本人は、自分の状態を自分で理解しています。自分の生活の見通しをゆとりをもって考えることができるようになっているのです。〝そのときそのときで、できることをやってきた〟と、自信をもって次の選択ができるようになった子どもたちの成長につきあっていきたいものです。

やれることはやった、と考える

子どもたちが自分のうつ状態を受け入れるには時間が必要です。前述したようにうまく受け入れられないときに、何かを選択しなければいけない時期にきてしまうことがあります。病気から考えれば、うつ病がよくなったときに自分のうつ病の体験を振り返り、ゆっくりと考えて決めていけるのが理想だと思います。しかし、うつ病であるために成績や出席の問題などで新たな問題が持ち上がって、考えていかなければいけないことが増えてしまうというのが、多くのうつ病の子どもたちが直面してしまう状態でしょう。うつ状態であっても、これまでの生活を「ここまで自分でやれた」というように考えられるといいでしょう。すなわち、うつ状態であってもやれることはやってきたというように自分を振り返ることができるとよいと思います。そうすれば、次のことを考えられるでしょうし、そこから広がる生活が違ってくるでしょう。子どもが選択するときに、無力感をもたせないでおきたいと思います。

周囲から、

「もう遅い」

「今こんなことでは、そんな希望はかなわないよ」

「みんな一生懸命やってるのよ」

「現実を見なさい」

と子どもが言われ続けたり、せっかく選択をして希望に満ちているのに、

「そんなところに行くの」

「そこに行く子はみんなダメな子ばかりよ」

「将来のこと考えてるの」

「その先で苦労するから」

と言われて、意欲をなくしてしまうこともあります。

そうではなく、

「自分のペースでやれることをやろう」

「自分に合った生活を見つけよう」

「ゆっくり考えよう」

と言ってあげることが大切です。

学校の先生にも、子どもが生き生きとした人生を送れるように協力してもらいましょう。

子どもたちは、自分の思うような結果が得られずつらい気持ちでいるときにも、〝先生が自分のために考えてくれた〟と感じることがあります。教師の心理的援助が子どもにとっては必要なもののようです。

「あれもこれもできると思うけど、でもこれにしておこう」

「自分のよさを生かせるようなところは、この選択の先に見つかると思うから」

と考えていけるようにサポートできるといいと思います。

「親がいるから安心」という絆をつくる

とかく思春期の子どもとの接し方は難しいものです。最近は、学歴が長くなり高校を卒業したら働くというより、大学に行かない場合でも専門学校には行きたいと子どもも家族も思うことが多いようです。こうして、高校を卒業してアルバイトをしながら進学すると、収入も得ているので大人としてあつかってよいのか子どもと考えたらよいのか、お互いに混乱します。

学歴が重要だと考えられているので、親は無理をしても子どもの学費を出そうとします。経済的なことをあまり言い過ぎるのも問題ですが、自分の今を支えているのは何なのかということを意識して、その上で考えることは子どもにとってマイナスではありません。

「親は親の希望どおりのことにはお金を出してくれるけど、自分で決めたことには出さない」と子どもが思っていると、親のことをサポートしてくれる存在というよりも、コントロールしてくる存在と考えてしまいます。経済的なことをどのように考えているのか、ということも知らせて、健康的な親子関係が育まれてほしいと思います。

いずれにしろ、学生時代が長いと子どもの経済的自立が遅れるので、経済的には自立していないけれど、自己決定は本人にさせるという期間が長くなります。そして、子どもは親に心理的サポートを求めます。思春期というのは、親子の関係が複雑になる時期です。親子関係が大人になってからも良好であると、困ったときに頼りにできるということで、より強く生きていけることになります。

子どもとの関係は、生まれたときから子どもの人格を尊重し心理的にも社会的にもサポートしていくものだと思います。本人の情動に適切に反応し、感情に共感し心理的サポートをしていると、子どもは自己決定することに不安でなくなるのでしょう。〝親がいるから安心〟という感情は、幼少の頃には素直に普通に現れますが、思春期になっても〝親がいるから安心〟という感情をもてると、ずっと心豊かな生活が送れるでしょう。

うつ病だから、考えてしまうこと

〝自分はだめだから〟〝自分はできない〟と考えて、現在通っている中学や高校をやめてしまうことがあります。学校はストレスであり、それさえなくなればと考えてしまうのでしょう。あまりにも柔軟性がなく、〝自分はもうやれない〟と思い込んでいるときには、「少し、待ってみよう」と言うのがよいでしょう。でも家族も本人の考えに巻き込まれてしまって、「そんなに大変ならやめましょう」と言ってしまいがちなのが現状です。

学校をやめることは、いつでもできることです。本人が落ち着いて考えられるようになって、自ら〝やめたい〟と思ったときにはやめるということを決断してもよいと思います。学校をやめた後に落ち着いて勉強をして、本当に自分のやりたいことを見つけて違う学校に行っているという子どもたちもいます。しかし、本人が「学校をやめたい」と言うときは、苦しくて仕方ない、この気分を何とかしたいという焦燥であることも少なくありません。「ちょっと待って、ゆっくり考えましょう」と周囲のおとなの誰かが言えるとよいでしょう。

子ども自身が自分の選択をするために

自分にはどうしても合わないと思う学校、例えば、繰り返しの課題ばかりをやらせる学校や、いじめられている自分のつらさを理解してくれない学校、あるいは外部との交流が少なく少人数の中でいつもいじめが起こってしまうような心配を拭い去れない環境などから子どもが抜け出したいと考えたときは、じっくり考えたほうがよいでしょう。

「もう少しゆっくり考えてみてから」ということを言いたいがために、周囲が「他の学校も同じよ」「今の学校をやめたら、レベルの低いところにしか転校できない」「そんなことを言っていたら、あなたはどこに行ってもやっていけない」などと不安を高めるような制止はやめたほうがよいのはおわかりでしょう。本人も、新しいところでやれるだろうかという不安をもっています。本人の不安を刺激するような働きかけは、やめたほうがよいのです。

「今のところでやれないなら、新しいところに行ってもやれないよ」というように本人の行動を止めてしまうのもよくありません。不安は強い感情です。不安は本人の感情や行動を支配してしまうのです。

「どちらでもやっていけると思うよ、今の学校で困ることも何とかしていけると思うよ」と自信をもたせて、それでも本人が決心して転校や転入の試験に向けて頑張ろうとするならば、賛成することも必要です。

再発の予防のために

再発の可能性があるうつ病

思春期のうつ病は、うつ病の最初の発症であることが多いと思います。初発のうつ病は、50～60％の確率で2度目のうつ病がみられます。2度目のうつ病から3度目のうつ病への再発率は、初発から2度目の再発率（50～60％）より多くなります。つまり、再発を繰り返すたびに次のうつ病が繰り返されることが多い、といわれています。初発のうつ病は、心理社会的ストレスが関係するといわれます。しかし、再発を繰り返すうちに、心理社会的ストレスとの関係がはっきりしなくなるようです。

うつ病の治療は抗うつ剤をもちいますが、うつ状態がよくなったからといってすぐに抗うつ剤の服用をやめてしまうと、症状を繰り返すことになってしまいます。症状がよくなってから少なくとも6カ月くらいは、抗うつ剤を継続することをおすすめしています。

うつ病の症状が抗うつ剤でよくなったとき、本人よりも家族が抗うつ剤を減量して服薬をやめたいと思うようです。本人の気分が抗うつ剤によってよくなると、家族が、薬剤への不安がある場合すぐにでも服薬をやめてしまおうと思うのでしょう。繰り返しますが、服薬には十分な期間が必要です。症状が繰り返されることは、本人にとってとても苦しく感じられるということをご家族もよく考えてください。

また、うつ病がある期間よくなってから、再び起こることがあります。これがうつ病の特徴ともいえるものです。この場合、以前とは症状が違うかもしれません。

いずれにしろ、早期にうつ病を治療することが重要です。うつ病は早期に治療すると抗うつ剤への反応がよいといわれています。また、すでに述べた認知行動療法や対人関係療法は、再発予防の点からも有用であるといわれています。

●症例8●うつ病が治ったのちに治療を求めてきたH子さん

H子さんは、高校2年のときクラスメイトに馴染めず、教室で周囲に気を遣って過ごしていました。それでも1学期は何とか過ごしました。しかし、勉強には身が入らず、学校に出席しているだけでやっとでした。でも、女子高だったので周りから浮かないように気をつけていました。

あるとき、授業でグループをつくり、討論してグループのリーダーが発表するという形で進められることがありました。教師からH子さんがリーダーに指名されたのですが、そのときグループのみんなから過激な意見が飛び出したのです。どういうことかというと、「こんなことは話し合う必要がない」と教師の出したテーマへの反対意見ばかりが出されたのです。話し合いにならず、その様子を見た教師が、H子さんを呼んだのでグループのみんなは何も話さなくなってしまいました。そして、発表のとき、H子さんは自分の考えを控えめにまとめて話しました。これがきっかけとなり、同じグループだった子どもたちとは、その後もうまくいかなくなったのです。休み時間に話をしていても噛み合わず、つらい気分になりました。

1学期の期末テストが終わって夏休みになったときには、もう勉強もやる気が起きないで、ずっと自分の部屋に閉じこもるようになりました。当然2学期の初めの実力テストの成績は悪くなり、そのことを母親に相談しました。それを聞いた母親は父親に相談したのですが、父親は怒りだし〝大学受験のことを考えろ〟とH子さんを叱りました。

こんなことがあってH子さんは、ひとりで病院に行きました。いつも教室で緊張していることや、何に対しても興味がもてないこと、そしてつまらない嫌な気分でずっといること、夜も学校のことを考えてしまい眠れないこと、勉強をしようとしても集中できないこと、勉強も何もできないでいること、何を食べてもおいしくなくて食欲自体がなく体重も減ってしまったことなどを話しました。医師は、うつ病であるから母親にも説明したい、と言ったので、次の週に母親と一緒に病院に行きました。そこで、抗うつ剤を服用するとともに毎日焦らずに過ごすように、と言われました。

こうして、教室での緊張が和らぐと学校の成績がよくなったので、大学進学は高校から推薦してもらうことになりました。高校3年の秋に進学する大学が決まるとほっとしました。父親は、もっと頑張って大学受験をしてほしいと思っていましたが、推薦で大学が決まったときには何も言いませんでした。

・大学に入って再びカウンセリング

さて、大学生になって大きな教室で講義を聴いているときには、講義に集中でき、ノートもきちんととれました。友人にノートをコピーさせてと言われていつも快く応じていました。しかし、小さな教室での語学の授業で見知らぬ学生と一緒になるときや、アルバイトで新しい同僚と働くとき、さらにちょっとしたことを言われたときなどは、気にかかって憂うつになる自分に気づきました。

あるとき、アルバイト先で気をきかせたつもりが、同僚から「なぜそんなことをするの」と批判がましく言われたことをきっかけに憂うつが1週間続きました。その間、どこにいても緊張していました。家でも〝大学生が遊んでばかりいてはだめだ〟という父親のことばに緊張してしまい、リラックスできなくなりました。そこで、H子さんは高校3年生のときに通院を終了していた病院に再び行くことにしました。そこでは今回はカウンセリングをすすめられました。

「自分は周囲の人とうまくいかないと思っていたので、少人数で勉強したり働いたりという場面や、新しい人と一緒になるとき自分がどう思われるかということを気にしてしまいます。そうするとそういう状況では、不自然な自分しか出せず、緊張して自信なくふるまってしまいます。また、他の人からのちょっとした批判が気になってしまい、余計に行動は不自然になってしまいます。その結果として新しい人と緊張しないで親しい関係になることが難しくなってしまうのです」とH子さんは話しました。

カウンセラーは話を聞いて、この1週間にあった苦手な状況をわかってくれました。そして、H子さんは自分の評価をその場でされるような状況に敏感であること、そういうときにいつもどおりの自分らしい行動ができなくなってしまっていること、それらは高校時代の体験がきっかけになっていることを理解できました。そして、周囲の人と必ずしもうまくいかないわけではないことや、うまく話せる友人もいることを知りました。また、自分の苦手な状況はどんなものかということや、その状況が緊張することで余計に悪くなってしまうことを理解したのです。

H子さんは、苦手な状況で良い評価を受けなくても緊張しないで過ごせる、ということを目標にしてみました。そして、カウンセラーから「緊張しないで過ごせてよかったね」と言われ、H子さんは自分が〝できた〟ということを実感できました。

母親と一緒に過ごすこともH子さんは苦手でした。何を話してよいかわからなくなってしまうのです。自分の悩みを話すと叱られてしまうように感じます。だからといって、学校で成績がよかったということを話しても、〝もっと頑張りなさい〟と言われてしまいます。これに反して、妹が母親とうまく話すことができるのが不思議でした。妹は家でも楽しそうにしています。妹が母親に話すことを聞いていると、自分と同じようなことを話しています。でも母親はにこにことしているように見えました。妹の話すことに母親が返事をするのを聞いていると、最初はH子さんに話すことと同じような返答が返っています。ところが、妹は屈託なく「だめ、このことはお父さんには黙ってて」「そんなふうにせっかく頑張ったのに、仕方ない、なんて言わないで」と返していました。

H子さんは、自分だけが嫌なことを言われているのではないと感じられてほっとしました。母親は成績や学歴に敏感で、子どもに期待しているのだ、ということはH子さんにもわかります。妹は、そういう母親の期待通りにしない、ということをいつも会話の中で言っていますが、H子さんはその反対に、ずっと小さい頃から母親の期待に応えなくてはと勉強してきました。でも、最近のH子さんは、母親の期待通りにできないと思えるようになりました。今の大学で勉強することも自分には楽しく感じられていることを、母親に少しずつ話せるようになりました。そう、おもしろかった講義の先生の話ができるようになったのです。

〈文献〉

1) Emslie, G. J., Rush, A. J., Weinberg, W. A. et al. A double-blind, randomized placebo-controlled trial of fluoxetine in depressed children and adolescents. *Arch Gen Psychiatry* 54: 1031–1037, 1997.

2) Hammad, T. A., Laughren, T., Racoosin, J. Suicidality in pediatric patients treated with anti-depressant drugs. *Arch Gen Psychiatry* 63: 332–339, 2006.

3) Stein, M. B., Fuetsch, M., Muller, N., Hofler, M., Lieb, R, Wittchen, H. Social anxiety disorder and the risk of depression. *Arch Gen Psychiatry* 58: 251–256, 2001.

4) US Food and Drug Administration. Relationship between psychotropic drugs and pediatric suicidality: review and evaluation of clinical data. http://www.fda.gov/ohrms/dockets/ac/04/briefing/2004-4065b1-10-TAB08-Hammads-Review.

pdf. Accessed January 10, 2005.

5) Bridge, J. A., Iyengar, S., Salary, C. B. et al. Clinical response and risk for reported suicidal ideation and suicide attempts in pediatric antidepressant treatment. A meta-analysis of randomized controlled trials. *JAMA* 2007; 297: 1683–1696.

6) Safer, D. J., Zito, J.M. Treatment-emergent adverse events from selective serotonin reuptake inhibitors by age group: children versus adolescents. *J Child Adolesc Psychopharmacol* 2006; 16: 159–169.

7) Birmaher, B., Brent, D., Bernet, W., Bukstein, O. et al. Practice parameter for the assessment and treatment of children and adolescents with depressive disorders. *J Am Acad Child Adolesc Psychiatry* 2007; 46: 1503–1526.

8) Bridge, J. A., Birmaher, B., Iyengar, S., Barbe, R. P., Brent, D. A. Placebo response in randomized controlled trials of antidepressants for pediatric major depressive disorder. *Am J Psychiatry* 2009 Jan; 166 (1): 42–9.

9) Gibbons, R. D., Hur, K., Bhaumik, D. K., Mann, J. J. The relationship between antidepressant prescription rates and rate of early adolescent suicide. *Am J Psychiatry* 2006; 163: 1898–1904.

10) Rush, A. J., Trivedi, M. H., Wisniewski, S. R. et al. Acute and longer-term outcomes in depressed outpatients requiring one or several treatment steps: A STAR*D report. *Am J Psychiatry* 2006; 163: 1905–1917.

おわりに

バランスよく「うつ」に対応してください

子どもにとっては、大人と異なり、うつ病の経験は初めてというケースが多いのは言うまでもありません。そして、何かストレスがきっかけになっていることが多いので、うつ病と考えられるよりも思春期の悩みだというように本人も周囲も思ってしまいます。

この本をお読みになって、「子どものうつ病」について理解していただいて、子どもの状態を適切に判断してくださるように願っています。うつ病に対してどのように対応するとよいかということもわかっていただけたと思います。うつ病だから病院にすべて任せるのではなく、また、子どもだから病院に行かせないのではなく、バランスよく対応することがよいと思っています。

ところが実際は、多くの子どもたちがうつ病の治療を受けていないと言われています。子どものうつ病は、思春期にはこういうこともあるというように考えられてしまったり、心理社会的ストレスが発症に関連するために、うつ病ではなくストレスへの反応と考えられてしまうことが多いためでしょう。

病院では薬物治療だけが行われるのではなく、医師はどんなことを考えて患者さんに対応しているのかということも書きました。参考になればと思います。

家族の役割はとても大きいものです。家族がどんなふうに子どもを理解して対応するかということは、子どもの治療にとって非常に重要です。

うつ病と思春期のうつ気分を区別することも大切なことですが、うつ気分やうつ症状は、うつ病でなくても、その後のうつ病のリスクになるといわれています。うつ気分を「うつ病ではないから」とか「うつ病でもまだ軽症だから」とそのままにするのではなく、その後のうつ病を予防するためにも、あるいは、思春期に無力感や絶望感にとらわれて生活しなくともいいように、うつ病や不安への認知行動療法などを取り入れていくことは有益だと感じています。うつ気分の予防のために、うつ気分に関連のある不安や喪失や怒りへの対応も考えていただけると幸いです。

うつ気分に打ち勝とうとしないでください

「うつ」から身を護りながら生活していくことは、誰にとっても必要です。それには、ちょっとしたことで楽しい気分が戻ってきたり、周囲の人からの気遣いで心が潤ったりするような体験を積み重ねていくことが大切です。ほっとできる時間を充分に取り、自分で自分を慈しむような時間をもっていることを確認しながら生活していくことです。そして、「何かがやれた」「やれてよかった」と思う気持ちを自分で育んでいくことが重要です。換言すると「もっとよい結果を出したかった」「周囲はもっと期待している」といった考えから自由になることです。「自分はこれをやれた」「自分としては精いっぱいやった」「誰でもやれることかもしれないけど、自分がやれたことはよかった」という体験を繰り返していくことです。

そして忘れてならないのは、うつ気分に打ち勝とうとしないことです。気晴らししなくちゃ、と焦っている自分に気づくことです。例えば、友だちだと思っていたのに意地悪をされて憂うつになってしまったときは、〝自分のどこが悪かったのだろう〟などと考えないことです。また、優しく接してくれない友だちのこともあまりくよくよ気にしないようにしましょう。

そうしながら、どうしてもやらなければいけないことだけやって、おいしいものを食べて早く寝てしまうことです。じっとおとなしくしていると、周囲からの思いやりを感じることができるようになります。そうしたら笑顔も出るでしょう。そういう時をゆっくり待つことが大切なのです。

うつ気分とのつきあい方は、誰でも少しずつ練習していくものです。子どももだんだん上手になるでしょう。ご家族がそういう子どもの成長を見守っていけることは素晴らしいことと思います。

本書が今つらい気持ちをかかえている子どもさんとご家族の方たちに参考になることを願い、ペンを置きます。

２０１２年９月

猪子香代

著者紹介
猪子香代（いのこ・かよ）
猪子メンタルクリニック院長。東京女子医科大学非常勤講師。
専門は児童精神医学。日本小児精神神経学会認定医。
1982年東京女子医科大学卒業。東京女子医科大学病院小児科、名古屋大学病院精神科、愛知県一宮市民病院今伊勢分院精神科、愛知県精神保健センター、愛知県厚生連更生病院精神科を経て、1997年名古屋大学病院精神科講師、1998年名古屋大学大学院児童精神医学助教授、2001～2011年東京都精神医学総合研究所副参事研究員。2011年11月猪子メンタルクリニックを開設。
著書に『子どものうつ病ってなあに』（南々社、2003年）、『不登校の予防ワークブック』（しいがる書房、2006年）、『うつ病ってどんな病気？（マンガ）』（監修、インタープレス、2008年）、『ひとりじゃないよ、オットくん―ADHDと病院のことがわかる本（訳書）』（監修、三学出版、2001年）など。

子どものうつ病
――理解と回復のために

2012年10月31日　初版第1刷発行

著　者――――猪子香代
発行者――――坂上　弘
発行所――――慶應義塾大学出版会株式会社
〒108-8346　東京都港区三田2-19-30
TEL〔編集部〕03-3451-0931
〔営業部〕03-3451-3584〈ご注文〉
〔　〃　〕03-3451-6926
FAX〔営業部〕03-3451-3122
振替　00190-8-155497
http://www.keio-up.co.jp/
装　丁――――本永惠子デザイン室
装丁画：大杉弘子「臼（さい）」2012年
イラスト：とくめぐみ
印刷・製本――株式会社理想社
カバー印刷――株式会社太平印刷社

Printed in Japan　ISBN 978-4-7664-1980-1